LE

COLLÉGE DES MÉDECINS

DE ROUEN.

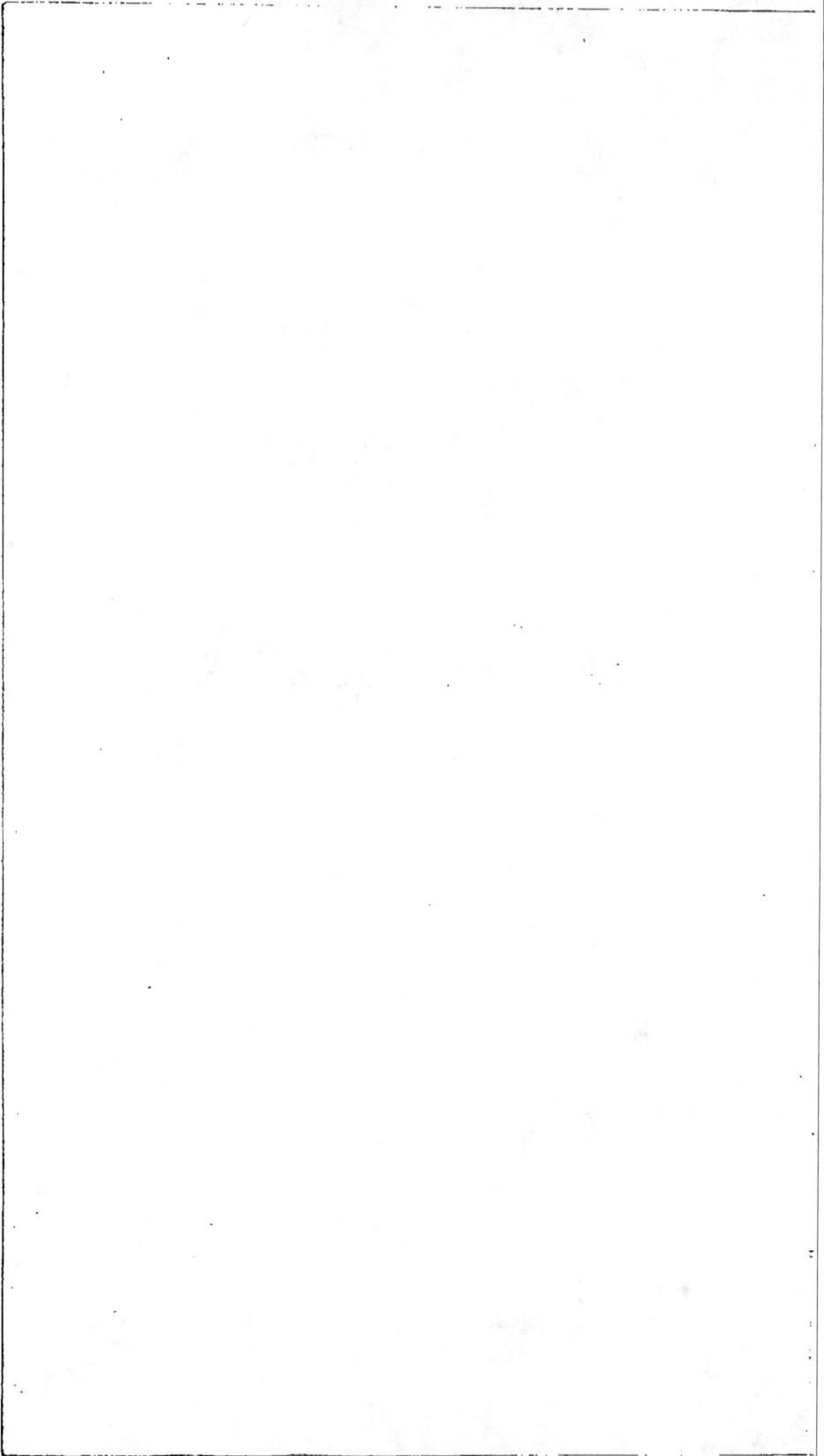

LE

COLLÉGE DES MÉDECINS

DE ROUEN,

ou

DOCUMENTS

POUR SERVIR A L'HISTOIRE DES INSTITUTIONS MÉDICALES EN NORMANDIE;

Par A. AVENEL, D. M. P.

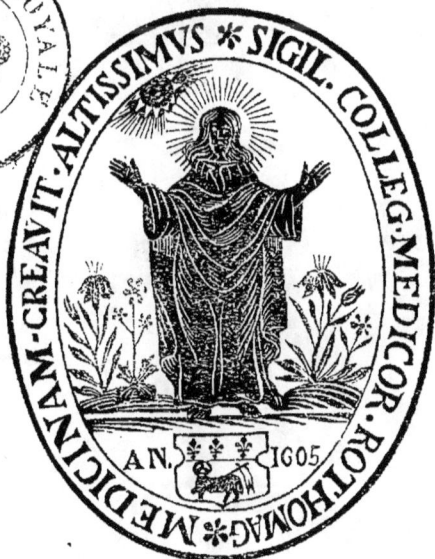

ROUEN. — IMP. DE A. PÉRON,

RUE DE LA VICOMTÉ, Nº 55.

1847.

PRÉFACE.

La traduction du Manuscrit que nous publions n'offre un véritable intérêt que pour les Médecins ou les Savants qui s'occupent plus spécialement de l'histoire locale.

Ce manuscrit, dont nous devons la communication à la bienveillance de M. Dupont-Delporte, toujours empressé de prêter son appui à ce qui porte un cachet d'utilité publique, et la connaissance à M. Barabé, notre laborieux conservateur des Archives départementales, ce manuscrit, disons-nous, est un volume in-folio, portant le sceau du *Collége des Médecins de Rouen*, le seul qui nous soit parvenu, et que nous avons cru devoir faire reproduire ici.

L'étude des anciennes chroniques offre, à celui qui les explore, un charme facile à expliquer par la nouveauté des révélations, par le contraste des idées, des goûts, des habitudes, des mœurs de l'époque qu'on étudie, comparée à celle dans la-

quelle on vit. Aussi, malgré la spécialité de ce
livre, existe-t-il une foule de faits, de renseignements, d'événements qui se rattachent non-
seulement à l'histoire de la localité, mais encore à
l'histoire générale de la province et du pays. L'enregistrement fréquent, presqu'hebdomadaire, des
faits, des noms et des dates, peut offrir aux Savants
des points de repères qu'ils trouveraient difficilement à d'autres sources. Au point de vue de la
science, de la philosophie, de l'histoire, de la lé-
gislation, de l'économie politique, des mœurs
contemporaines, la lecture de ces chroniques peu
explorées est digne d'intérêt, et nous nous serions
reproché d'avoir profité seul des documents qu'elle
peut renfermer.

Nous avons cru devoir tracer, d'une manière
générale, la physionomie de l'institution du Collége
des Médecins de Rouen, désirant laisser intacte la
série non interrompue d'actes ou de travaux dont
le principal mérite est dans la continuité, et qui,
d'ailleurs, pour les recherches qu'elle pourrait
provoquer, exige la conservation des dates.

LE

COLLÉGE DES MÉDECINS

DE ROUEN,

OU

DOCUMENTS

Pour servir à l Histoire des Institutions médicales en Normandie.

———◄-○✧✦✧○-►———

Fondée pour remédier aux abus qui s'étaient glissés dans la réception des médecins , l'institution du Collége des médecins de Rouen remonte à une époque assez reculée, qui , sans être déterminée d'une manière absolue , peut être approximativement indiquée.

Le 23 août 1605, le Parlement de Rouen enregistrait les Statuts du Collége des médecins. Des difficultés s'élevant quelquefois entr'eux relativement à la préséance , le Parlement ne vit d'autre moyen d'y mettre un terme que d'ordonner (le 19 février 1605), *qu'il serait fait et dressé ung livre et registre , lequel serait intitulé : Registre et Matricule du Collége des Médecins de Rouen;* » qu'au commencement de ce registre, serait inséré

1

en premier lieu le serment d'Hippocrate, et secondement les Statuts des médecins, lesquels seraient arrêtés par les six plus anciens; les médecins de Rouen seraient tenus à garder ces Statuts ; tous seraient inscrits aux registre et matricule dans l'ordre de leur réception, avec leurs qualités et degrés de bachelier, licencié, ou docteur en la faculté de médecine. — M. de Montagu, conseiller, et un autre membre du Parlement furent chargés d'assister à la rédaction de ces Statuts et à la formation de ce registre ou matricule [1].

Les médecins assemblés donnèrent pouvoir, le 3 août 1605, à quelques-uns d'entr'eux, pour requérir le Parlement de les dispenser d'insérer au livre ou registre le serment d'Hippocrate. Ils exposaient leurs raisons dans une requête *visée* dans l'arrêt, mais qui ne nous est pas parvenue. Enfin, le 23 août, même année, les Statuts que venaient d'arrêter les *Anciens* du Collége, furent présentés au Parlement, qui les approuva et les fit transcrire [2]. Le Parlement fit aussi insérer, dans ses registres, la liste des médecins exerçant alors à Rouen. Ils étaient au nombre de 16; c'étaient : Lepigny, Boëtius, Bras de Fer, Dewandes, Duval, Lormier, Groult, Jagauld, Basire, Yvelin, Bance, Viel, Bernard, Faulcon, de Lampérière, Jouyse.

[1] Registre 430, rapports, 19 février 1605.
[2] Rapports n° 434.

A leur tête figure Marin *Lepigny*, chanoine de la cathédrale de Rouen et prédicateur du roi, reçu médecin en 1583 ; homme considérable, en faveur duquel une médaille fut frappée (elle existe à la Bibliothèque royale, cabinet des Médailles, et à la Bibliothèque de Rouen.) On remarque encore sur cette liste *Jean de Lampérière*, qui, dans la suite, devint l'un des médecins de la reine Marie de Médicis, et *Jagauld*, qui, sur la matricule, prend la qualification de médecin ordinaire du prince de Condé.

Tels sont les documents certains que nous devons à l'inépuisable bienveillance de M. Floquet, et qui démontrent l'existence du Collége en 1605. Mais il en est d'autres qui, pour n'avoir pas de dates précises, ont toute l'authenticité désirable ; les lettres patentes de Louis XIII, qui confirmèrent, en 1640, les droits et priviléges du Collége, et qui furent enregistrées au Parlement de Normandie le 9 août 1651, disent textuellement :

« Les présentes *confirment* les droits et priviléges accordés au Collége des médecins de Rouen, *par les rois nos prédécesseurs*. » Il est donc évident que, bien avant 1605, le Collége existait. Ces mots, *nos prédécesseurs*, indiquent au moins les deux derniers règnes, ceux de Henri III et de Henri IV; or, l'avénement de Henri III date de 1574; on

peut donc affirmer, sans crainte d'erreur, que
la fondation du Collége remontait, au moins, au
dernier quart du xvie siècle.

Le manuscrit latin dont nous allons parler n'est
que la suite des procès-verbaux de chaque séance.
Malheureusement, la première partie de ces
précieuses archives nous manque absolument ;
ainsi qu'il est constaté dans ce manuscrit, trois
registres ont existé, qui contenaient toute l'histoire du Collége depuis sa fondation.

Toutefois, des termes employés dans la rédaction de la première séance, il semble qu'il
dut y avoir une interruption dans l'histoire du
Collége.

Ce manuscrit, appartenant aux Archives départementales, commence en décembre 1669, et se
compose de 312 pages in-folio, se terminant à
la date de 1791. La révolution de 1789, en
abolissant tous les priviléges et détruisant toutes
les corporations, a mis fin à l'existence du Collége des médecins de Rouen, qui, pendant plus
de deux siècles, avait brillé d'un vif éclat. Toujours est-il qu'à l'exception de seize années consécutives, pendant lesquelles les événements ou
la négligence des rédacteurs ont arrêté la tenue
du registre, nous possédons la série des actes
des médecins de Rouen, pendant une période
de cent vingt-trois ans.

Tout docteur en médecine, reçu dans une faculté en France, ne pouvait exercer à Rouen ni dans l'étendue de la juridiction du Collége, sans demander l'agrégation au Collége de médecins. Les limites de cette juridiction étaient : La ville, les faubourgs, la banlieue et le bailliage de Rouen; mais, en 1752, l'autorité du médecin du roi s'étendait à la province tout entière.

Voici les formalités auxquelles était assujetti le postulant : il adressait une demande à laquelle étaient jointes les pièces suivantes, aux termes des statuts : une autorisation royale, un certificat constatant le nombre d'années d'études dans la faculté où le candidat avait pris ses grades, (et cette faculté ne pouvait être autre que celle de Paris, de Caen ou de Montpellier), un certificat de philosophie, les diplômes de bachelier ès-lettres, de licencié, de docteur, un certificat de *religion* (pour justifier que le candidat n'appartenait pas au culte de la religion réformée), un certificat d'exercice de la médecine pendant deux années au moins, ailleurs qu'à Rouen; et, si l'une de ces pièces indispensables venait à manquer, il était défendu au candidat, bien qu'il fût légalement pourvu du titre de docteur, d'exercer, même provisoirement, la médecine à Rouen, ni dans l'étendue de la juridiction du Collége, sous peine de poursuites exercées en son

nom, et de 1000 liv. d'amende, poursuites auxquelles les tribunaux donnaient leur sanction
souvent avec rigueur. Pour l'obtention des grades
dans les Universités, il devait y avoir, entre chaque
grade, des intervalles requis et nécessaires.
Quelques candidats obtenaient souvent par faveur le droit de les rapprocher; dans ce cas, le
Collége refusait positivement son suffrage à ces
degrés obtenus *per saltum*, comme il le disait,
et adressait aux Universités coupables de les avoir
accordés, des remontrances à ce sujet.

Cette première difficulté, qui consistait dans
la production de titres nombreux parfaitement
réguliers et indiquant des connaissances étendues, se compliquait encore de la difficulté même
des réceptions.

Une Commission était nommée pour faire connaître au Collége les titres du candidat. S'il était
reconnu qu'il y eût le moindre doute, soit sur
sa valeur scientifique, soit sur l'authenticité de
ses actes probatoires, il était impitoyablement
refusé, et, maintes fois, ces refus entraînèrent,
pour le Collége, des procès dont l'amour-propre
blessé des candidats ne devait pas rendre la terminaison facile. Toutefois, ces actes de sévérité
n'étaient pas, comme on pourrait le supposer, le
résultat d'une basse jalousie. Nous avons dit que
le but de l'institution reposait sur la nécessité de

remédier aux abus des réceptions, et les lettres-patentes étaient expresses à cet égard : Les candidats devaient faire preuve de *suffisance*, *capacité* et *expérience*.

Si, au contraire, la Commission concluait à l'admission, le Collége se réunissait pour faire choix d'une question désignée sous le nom de *Point de Thèse*, que le candidat devait traiter par écrit, et soumettre au Collége après trois mois, aux termes des statuts, et qui, souvent, devenait beaucoup plus long, suivant l'importance que présentait le sujet ou le degré d'empressement des candidats. Ces sujets étaient toujours de pratique, et généralement bien choisis pour développer le mérite du récipiendaire.

Lorsque le Collége avait donné son approbation à la thèse, elle était livrée à l'impression, et, d'après les statuts, le candidat devait en porter lui-même un exemplaire chez chacun des membres, *in habitu decenti*, c'est-à-dire en robe.

Le Collége se réunissait alors pour désigner *les deux jours* où le candidat devait se présenter pour soutenir sa thèse. Ces jours, dont le premier était destiné à l'exposition, et, le lendemain, à l'argumentation, à laquelle prenaient part *tous* les membres du Collége, ces jours, dis-je, étaient indiqués une semaine à l'avance, par des affiches placardées à tous les carrefours de la ville.

La solennité de ces réceptions ne se bornait pas à la publicité: elle était encore rehaussée par la présence du Premier Président du Parlement, accompagné de trois présidents de Chambre, et de quelques conseillers des plus importants, enfin, d'un concours nombreux de personnages distingués de tous les ordres [1].

Avant l'exposition de la thèse, on faisait expliquer sans préparation au récipiendaire des aphorismes d'Hippocrate.

Le lendemain, après l'argumentation de la thèse terminée, on tirait au sort une question de pratique, qui devait être traitée avec tous les développements qu'elle comportait et sans préparation.

La cérémonie terminée par la prestation du serment d'Hippocrate, conservée encore de nos jours à la faculté de Montpellier, le Conseil se réunissait pour décider de l'admission ou du rejet du candidat. Il faut le dire à l'éloge des nouveaux docteurs, les exemples de rejet étaient rares, nous en avons cependant trouvé plusieurs.

La décision définitive avait lieu au scrutin secret; on remettait à chacun des membres trois billets imprimés, destinés à exprimer son vote. Sur le premier était écrit : Je le reçois pour

[1] Et, dans certaines circonstances, on a vu jusqu'à trois cents personnes former l'auditoire.

l'agrégation ; sur le deuxième : je le refuse pour l'agrégation, et le juge incapable ; et, sur le troisième : renvoyé à étudier pour un an. Ces billets étaient immédiatement brûlés après le scrutin, et en présence de tous les membres votants.

Par ce *specimen* des obstacles apportés aux réceptions, on s'expliquera comment une ville aussi importante que Rouen n'ait eu, pendant si longtemps, qu'un Collége composé de huit ou dix médecins.

Toutefois, le tableau de l'ordre, en 1669, en compte trente. Comment donc expliquer la diminution progressive qu'il a subie ? Plusieurs causes ont dû y contribuer. D'abord, un édit de Louis XIV défendit expressément au Collége de recevoir plus de deux membres de la religion réformée. Par un arrêt du Parlement, en date du 2 juillet 1674, défense même fut faite d'en recevoir à l'avenir un seul ; puis, le nombre considérable de procès qu'il avait à soutenir ayant occasionné à chacun des membres de nombreux appels de fonds, il fut décidé que chaque nouveau membre serait, avant son agrégation, astreint au dépôt d'une somme de 60 liv., qu'on désigna sous le nom de dépôt de l'*honoraire*. Cette contribution prit progressivement des proportions plus étendues, à ce point que, peu d'années après, la somme à déposer préalablement était de 400 liv., sans compter la part individuelle de chaque membre à diverses rentes, dont nous indiquerons plus tard la nature et la somme.

· Enfin, le mauvais vouloir des chirurgiens qui, par des moyens licites ou frauduleux, prétendaient affranchir leur corporation du droit exorbitant que s'arrogeait le Collége en exigeant un véritable impôt pour leur présence aux examens des chirurgiens ; toutes ces causes réunies, disons-nous, peuvent expliquer la diminution du nombre des membres du Collége.

La constitution intérieure du Collége était régie par des Statuts. Grâce à la bienveillance de M. Floquet, la première édition de ces Statuts nous est parvenue ; elle se compose de 9 articles, dont la teneur suit :

Statuts du Collége des Médecins de Rouen.

I.

Tout médecin qui se proposera de s'établir dans la ville de Rouen, devra être docteur ou licencié, reçu dans une Académie *renommée*.

II.

Avant d'exercer la médecine, il ira rendre sa visite au doyen et aux autres membres du Collége.

III.

Dans les réunions convoquées au domicile du doyen, le nouvel agrégé cèdera le pas, en particulier et en public, aux membres inscrits avant lui.

IV.

Il prêtera serment de suivre, dans sa pratique, les préceptes transmis par le grand Hippocrate.

V.

S'il survenait quelque contestation, il en réfèrerait au conseil de ses collègues, afin d'apprendre, par leur décision, que le respect, la considération et la bonne harmonie doivent être la chose la plus importante entre des médecins.

VI.

Il assistera à l'office divin célébré solennellement le jour de saint Luc, dans la Cathédrale de Rouen.

VII.

Il assistera aux réunions médicales duement convoquées, et traitera de bonne foi les affaires de l'ordre qui lui seront confiées.

VIII.

Chaque année, le jour de saint Vincent, seront élus les membres chargés de visiter les officines des apothicaires; ils veilleront avec soin aux intérêts de la faculté de médecine.

IX.

Celui qui, pendant trois ans, sans cause légitime, se sera absenté de la ville et des faubourgs, avec les gens de sa maison (*cum familiá*), perdra sa place et le rang qu'il avait précédemment parmi ses collègues.

Signé : LEPIGNY. — LAZARUS. — BOETIUS. — BRAS DE FER. — DEWANDES. — DUVAL. — M. JAGAULD. — BASIRE. — N. BANCE. — A. VIEL. — E. FAULCON. — J. DE LAMPÉRIÈRE. — JOUYSE.

De Lampérière et Jouyse! Nous ne savons si le hasard ou l'ordre des réceptions s'est plu à accoler, pour ainsi dire, ces deux noms que l'histoire nous a conservés comme des modèles d'antipathie, *invidia medicorum*, suivant une expression célèbre, et qui, non contents de s'être déshonorés tous deux par leurs haineuses querelles, à l'occasion de la peste, portaient chacun un poignard pour s'entr'égorger à la première rencontre;

qui, cependant, tous deux ont vécu pour confirmer la justesse de ce proverbe cité par De Lampérière lui-même dans *l'Ombre de Nécrophore*,
publié par lui à Rouen, en 1622 : *que les chiens*
qui aboient bien fort, ne mordent jamais bien.
L'origine vraie de cette querelle était une question d'amour-propre, une plainte de de Lampérière
contre Jouyse, qui, suivant sa grotesque expression, lui *charlatanait* ses malades.

Il paraît, d'ailleurs, qu'à cette époque, et précédemment, la charité confraternelle ne s'étendait pas alors bien loin, puisque Ambroise Paré
lui-même, dont le témoignage doit faire autorité,
écrivait dans sa préface ces paroles remarquables :

« *Je sais bien que les chirurgiens qui me de-*
vaient prêter la main pour me souslever le menton,
de peur que je n'allasse au fond de l'eau, m'ont
voulu plonger la tête pour me faire noyer, m'ont
voulu rendre odieux au magistrat civil, à l'ecclé-
siastique et au populaire, n'ont laissé pierre à
remuer pour me faire chopper s'ils pouvoient. »

Mais, toutes digressions à part, il existe d'autres
éditions des statuts du Collége, qu'il ne nous a
pas été possible d'obtenir encore.

Ces éditions sont beaucoup plus complètes,
beaucoup plus étendues que la précédente, puisqu'il est parlé, dans le courant de cette histoire,
d'un article 25, et que l'édition de 1605 ne se com-

pose que de 9 articles. Cette seconde édition, autant que je puis le supposer, ne l'ayant pas sous les yeux, et des règlements particuliers ont, à différentes époques, été homologués par le Parlement, notamment en 1625, le 5 juin 1663, le 7 février 1664, le 4 décembre 1669, 8 mars 1692 ; en 1694; le 3 février 1695. Ce qu'il y a de certain, c'est que ces différentes dates ne sont pas celles de l'enregistrement des lettres-patentes, et sont indiquées comme confirmatives des Statuts. Il doit même exister une dernière édition de 1726, préparée par Maréchal, premier chirurgien du roi. L'édition la plus complète a été réimprimée en 1787, et se compose de 34 articles.

Dans l'origine et jusqu'à une époque assez avancée, il y eut un doyen président, archiviste et trésorier à la fois, chargé de diriger les travaux extérieurs et intérieurs du Collége; nommé d'abord par le premier président, il fut soumis ensuite à l'élection annuelle à la pluralité des suffrages, et avait, pour le remplacer en cas d'absence ou d'empêchement, un collègue ou syndic, dont les fonctions étaient annuelles comme les siennes.

Ce président ou doyen était habituellement choisi parmi les plus anciens inscrits au tableau et par ordre de réception. Je dis habituellement, parce qu'en effet le Collége, par des motifs particuliers, dérogea parfois à son mode d'élection, et que celui qui se trouvait lésé dans son amour-propre, ne laissa jamais passer sous silence ce déni de justice, qui portait atteinte à ses prérogatives et à sa considération. De là une infinité de procès. Immédiatement après son élection, le président formulait son acceptation et prêtait serment.

Plus tard, le 2 septembre 1692, ce titre fut ambitieusement échangé contre celui de conseiller, médecin ordinaire du Roi, dont la charge fut acquise au prix de 4000 liv.; plus, pour la confirmation d'hérédité, 3300 liv., et une rente de 120 liv. en faveur de l'Hôtel-Dieu de Rouen. Ce fut Houppeville qui dut parfaire la somme, et envers lequel le Collége s'engagea par une rente, qui fut progressivement acquittée au fur et à mesure des réceptions. Le premier qui remplit cette charge fut Jacques Noël. Si cette transformation nominale fut sans importance, quant à ses fonctions, elle donna au président une autorité et une considération incontestables. Elle ne changea pas cependant le mode d'élection, ni la durée des fonctions.

Dans l'origine, la rédaction des procès-verbaux, ou, comme on le disait alors, des *actes* du Collége, était en français; mais, par une délibération de 1656, il fut décidé qu'elle serait désormais écrite en latin, et confiée à un secrétaire-rédacteur spécial, dont le dernier membre reçu était généralement investi; mais le doyen ayant entre ses mains les registres, les archives, le trésor, confiés à sa responsabilité, il devint plus naturel, pour éviter tout déplacement, de le charger en même temps des fonctions de secrétaire. On verra, en lisant le manuscrit, que, sous ce dernier rapport, la rédaction des procès-verbaux n'était pas toujours une sinécure.

Louis XIV, en confirmant, par ses lettres-patentes, les priviléges du Collége des médecins de Rouen, avait exclu du décanat les membres de la religion réformée; les seuls apostoliques romains y avaient droit.

Le doyen, ou médecin du Roi, assistait aux réceptions des chirurgiens et pharmaciens. Non-seulement il assistait, mais présidait et interrogeait le premier, au grand scandale des chirurgiens. Il lui était dû, pour son droit d'assistance, une somme de 6 liv., par sentence du 31 juillet 1697, et de 3 liv. seulement pour les fils des maîtres-ès-arts On verra, plus tard, à combien de procès entraînèrent ces droits de présence, de préséance et d'examen, et avec quelle vigueur, je dirai presque quel acharnement la lutte fut soutenue entre les deux partis. Près de succomber, les chirurgiens invoquèrent l'intervention du lieutenant du chirurgien du Roi, qui vint à son tour revendiquer des droits qui faisaient partie de sa charge; mais le Collége des médecins, fier de ses priviléges, les défendit à outrance pendant plusieurs années. Une circonstance particulière (la fuite de Degouey, condamné pour concussion, par arrêt du Parlement de Paris [1]), lui donna gain de cause, sans amener la solution judiciaire du point en litige.

Après le doyen, comme nous l'avons vu, venait, dans l'ordre hiérarchique, le syndic de la communauté, pris tantôt parmi les plus âgés, tantôt parmi les plus jeunes des membres. Les attributions de ce fonctionnaire paraissent assez mal définies, excepté lorsqu'il remplaçait le président empêché. Il accompagnait le médecin du Roi dans la visite des pharmacies, qui déjà se faisait pour constater la bonne qualité des médicaments, et qui devint, plus tard, l'une des attributions des jurys médicaux existant aujourd'hui.

Pour les grandes solennités, les réunions du Collége avaient lieu dans une salle au couvent des Carmes, lieu désigné pour les grandes réceptions, pour les démonstrations anatomiques et les discours d'apparat, et qui avait été accordé gratuitement au Collége par les religieux de ce

---

[1] D'après l'art. 5 des statuts des chirurgiens de Rouen, tout ce qui concernait le premier chirurgien du Roi, son lieutenant, les greffiers et commis devait être porté directement en la grand'-chambre du Parlement de Paris.

monastère, le 8 mars 1670 (on ignore dans quel lieu les premières séances publiques s'étaient tenues); pour les séances particulières, il était d'usage de se réunir au domicile du médecin du Roi, ou de son représentant (syndic), en cas d'empêchement. Les convocations avaient lieu par billets pour les séances extraordinaires. L'heure habituelle des réunions était de 3 à 5 heures après dîner, pour la plus grande commodité des membres. Les séances avaient lieu d'abord toutes les semaines ; plus tard, elles se bornèrent à des séances mensuelles. Enfin, à moins de convocations extraordinaires et d'urgence, elles n'eurent plus lieu que par trimestre.

La séance s'ouvrait, et chacun à son tour indiquait les maladies qu'il avait eues à traiter, les particularités qu'elles avaient offertes, et la médication qui lui avait paru obtenir le plus de succès. Ces *causeries* sur les maladies régnantes avaient l'avantage d'éclairer tous les membres sur l'état sanitaire de la ville, d'établir d'une manière précise la constitution médicale, et, surtout, de prémunir les médecins contre l'envahissement de ces épidémies meurtrières qui ravagèrent, à différentes époques, notre ville et la province. C'est à l'aide de ces précieux renseignements, qu'en 1778 Lepecq de la Clôture publia ce remarquable ouvrage qui lui fit obtenir ses lettres de noblesse.

La première séance de janvier était presqu'exclusivement consacrée à un échange de vœux et de
félicitations mutuels des membres, à l'occasion
de la nouvelle année. Bien que puérile en apparence, cette coutume tendait à resserrer de plus
en plus les liens de confraternité, si rares de nos
jours, et nous sommes heureux de constater que,
pendant la longue série d'années qui s'est déroulée
sous nos yeux, il n'y a pas d'exemple que le
Collége ait manqué à cette confraternelle habitude.
Il en était de même du banquet médical qui terminait l'année sociétaire; celui-ci, cependant,
éprouva parfois de longues interruptions, par
suite des frais considérables des procès que le
Collége se trouvait dans la nécessité de soutenir
pour le maintien de ses priviléges, et l'on doit lui
rendre cette justice que, quelle que fût l'autorité
de laquelle émanassent ces empiètements, il les
repoussa avec cette vigueur et cette ténacité particulières à l'indépendance et au caractère pro-
verbialement processif des Normands.

Le nombre de ces procès est remarquable; en
effet, il ne se monte pas à moins de *cinquante-huit*.

Parmi ceux qui lui furent intentés par les membres du Collége, ce qui arrivait assez fréquemment,
comme nous l'avons dit déjà, il est digne de remarque que les liens de la confraternité n'en rece-
vaient presque jamais d'atteinte. C'était l'exercice

d'un droit qu'on défendait, et non une attaque contre les personnes; aussi voit-on à chaque instant ces mêmes membres obtenir les suffrages bienveillants de leurs confrères pour occuper la charge de médecin du Roi.

Au décès d'un membre, le Collége entier assistait à ses obsèques en robe et avec le bonnet écarlate, signe distinctif de l'ordre, la robe écarlate étant réservée pour les réceptions ou les grandes solennités auxquelles le Collége était invité. Plus tard, on consigna, sur le registre des actes, une courte notice nécrologique en faveur de chaque membre défunt.

L'un des devoirs que s'imposait le Collége était d'aller saluer l'archevêque et le premier président, soit à l'occasion du nouvel an, soit à leur avènement, soit à leur retour après une longue absence. La coutume s'étendit même jusqu'au procureur général près le Parlement; probablement en raison de l'appui intéressé qu'en espérait le Collége, rarement sans procès. Dans ces réceptions officielles, le médecin du Roi portait la parole, soit en latin, soit en français, mais plus souvent en français, et pour cause.

Rien ne peut égaler l'amour du Collége pour les procès que sa haine contre les charlatans; c'était envers eux une guerre à mort contre laquelle étaient impuissants, et l'apathie habituelle de l'administration civile, et la tiédeur de la justice, et le mauvais vouloir de quelques autorités : il fallait, bon gré malgré, que cette peste de nos sociétés s'éloignât ; le Collége ne lui donnait ni trève, ni relâche ; il combattait *pro aris et focis*, fort de l'ordonnance royale et des lettres patentes de 1640.

L'une des causes qui avaient concilié au Collége la faveur du gouvernement, était principalement son *orthodoxie* en matières religieuses. Une messe fondée à perpétuité par *Lepigny*, à la fois chanoine de l'église de Rouen et premier doyen du Collége, était annuellement célébrée pour faire foi de sa fidélité à la religion catholique, apostolique et romaine.

En accomplissant un devoir, le Collége, dont les priviléges se trouvaient incessamment minés de toutes parts par la sourde jalousie des chirurgiens, faisait preuve d'adresse et de prudence à une époque où Louis XIV préludait à l'édit de Nantes par des rigueurs contre ceux de la religion réformée. Ainsi, les médecins appartenant à cette communion étaient contraints, sous des peines sévères, non-seulement d'éviter tout acte de prosélytisme, mais de se conduire d'une manière déterminée par les Statuts, *près des catholiques atteints de maladies aiguës, pour l'assurance de leur conscience.* La suprématie des médecins sur les chirurgiens, les barbiers, les apothicaires, les herboristes, les sages-femmes, et tout ce qui, directement ou accessoirement, se rapportait à l'exercice de la médecine, leur fournit souvent l'occasion d'actes vexatoires qui durent singulièrement contribuer à fomenter ces haines, ces rivalités professionnelles des médecins et des chirurgiens. L'absurdité des distinctions établies entre deux ordres qui réclamaient une étude commune, dans un art où toutes les connaissances sont solidaires, où l'homme, sujet de tant d'investigations, forme un tout complet et homogène, où, comme dit A. Paré, le partage de la médecine et de la chirurgie est impossible, *et où aucun ne serait fait, qui sont ceux qui se sont contentés de leur part, sans quelqu'entreprise sur l'autre*, cette absurdité, disons-nous, devait, plus tard, porter ses fruits.

Plusieurs fois, pendant le cours de ces longues querelles, on tenta, entre les deux ordres, des rapprochements qui réussirent à suspendre momentanément les hostilités ; mais ces réconciliations apparentes n'étaient jamais exécutées de bonne foi, grâce à l'infériorité légale dans laquelle vivait l'un des deux ordres par rapport à l'autre, bien qu'égal, peut-être, en lumières et en talents.

Si l'amour-propre du Collége était si chatouilleux à l'endroit de ses priviléges, on doit comprendre sa rigueur pour le maintien de ses droits acquis par les lettres patentes des rois Louis XIII et Louis XIV, qui semblaient même avoir existé dans tous les temps; je veux parler de l'exemption absolue de la garde des portes, du guet, contributions et logement de gens de guerre. Ces exemptions leur avaient été accordées, disent les lettres patentes de 1640, en faveur des services gratuits que rendaient les médecins *au Bureau des pauvres de la ville et de l'hôpital, et aux gens de guerre qui deviennent estropiés.* On comprend tout l'intérêt que le Collége attachait à ces immunités, à une époque de guerres continuelles, où le peuple était ruiné par les impôts, les corvées, les charges de toute espèce. De là une nouvelle source de procès, qu'il défendit avec son zèle accoutumé et sa passion évidente pour ces sortes de *jeux du hasard.*

A différentes époques cependant, des règlements anciens, remis en vigueur, attaquèrent le privilége des médecins, relativement à l'exemption du logement des gens de guerre, sous le prétexte qu'*il y avait foule*, c'est-à-dire encombrement, cas réservé, prévu par l'article 60 du titre 5 de l'ordonnance militaire du 1er mars 1768, et contre lequel ne pouvait s'insurger le Collége, puisque le cas de foule concernait les gens de robe, comme juges du Bailliage, avocats, pro-

cureurs, tout aussi bien que les médecins.
D'ailleurs, on croyait l'honorer beaucoup en ne
lui adressant que des officiers. Le Collége finit
cependant par s'affranchir tout-à-fait de cette
charge, en prouvant que, dans la mesure de ses
moyens, il rendait à la ville de bien plus grands
services, puisque chacun de ses membres, outre
le service des pauvres et des hôpitaux, *recevait
chez lui gratuitement* les pauvres de la ville et des
environs. L'Hôtel-de-Ville se rendit enfin à la légitimité de ces raisons, et maintint le Collége dans
ses priviléges.

Nous avons examiné jusqu'à présent le Collége
au point de vue de son institution et de sa constitution intérieure. Nous avons sommairement indiqué ses droits et ses devoirs; pour le juger,
voyons ses actes.

Bien qu'en général des procès-verbaux soient
bien insuffisants pour porter un semblable jugement, nous trouverons, parfois, au milieu de
choses futiles et particulières aux besoins du Collége (que nous n'avons, d'ailleurs, conservées que
pour tracer une physionomie complète de l'é-
poque), des travaux importans.

Sans parler des matériaux précieux que nous
a légués le Collége pour écrire l'histoire des maladies particulières au climat, et qui, tous, sont
empreints d'un haut esprit d'observation, témoin

l'admirable tableau de la fièvre putride de Pavilly, en 1739, que notre siècle, plus éclairé, ne désavouerait pas, témoin la symptomatologie de la grippe de 1767, nous citerons plusieurs ouvrages remarquables, et qui démontreront la valeur scientifique des hommes qui composaient alors le Collége.

En 1670, Ferdinand Mendez, portugais, qui se faisait agréger au Collége, soutenait sa thèse, et prouvait que l'eau, la terre, l'air, *n'étaient pas plus des éléments que le sel, le soufre et le mercure*, opinion généralement attribuée, par les savants, à Bouëlle, chimiste irlandais, qui ne la publia qu'en 1714, c'est-à-dire 44 ans après Mendez. Nous sommes heureux de revendiquer, pour notre ville, la gloire de cette découverte scientifique. Nous devons toutefois déclarer, en toute humilité, que le Collége condamna cette proposition, comme dangereuse et favorable à l'hérésie.

Les travaux importants ou estimables de Housset, de Desfonteines, de Boujonnier, de Deslonschamps, de Rouelle, de Boisduval, de Pinard, de Delaroche, de Lepecq de la Clôture, de Gosseaume, ont honoré l'existence du Collége. Ses rapports nombreux sur les épidémies, ses instructions hygiéniques pour la province, ses nombreux mémoires sur la peste, sur les aliments sophistiqués, etc., etc., lui ont mérité l'estime et la reconnaissance publiques.

Avons-nous besoin de dire qu'à une époque si peu avancée, la science fourmillait d'erreurs ; que les médecins de tous les pays les avaient adoptées sur la parole du maître, et justifiaient complètement les spirituelles critiques de Molière; que le Collége de Rouen, saisi d'une généreuse indignation, censurait, par exemple, avec amertume, la thèse de Desfonteines, comme *cacodoxe*, et contraire aux sublimes doctrines d'Hippocrate et de Galien, parce qu'il avait adopté la méthode d'Helmont sur le traitement du catharre par la saignée. A ses yeux, le Collége était institué pour défendre les saines doctrines, *parce qu'en médecine*, disait-il, *comme en religion, les principes devaient rester constants et invariables*.

Nous devons encore au Collége la collection des matériaux nécessaires à la préparation d'un Code pharmaceutique, dont il avait senti la nécessité, et qui ne fut adopté que bien long-temps après; des décrets de 1731 sur l'exercice de la médecine, dans lesquels sont indiquées les limites disciplinaires sur la vente des remèdes secrets.

Une anecdote relative à un procès *que ne voulut pas soutenir le Collége*, est une anomalie assez curieuse, eu égard à ses habitudes, et rompra, pour quelques instants, la monotonie de ce récit.

Un nommé Lagrange, chirurgien-juré, s'était permis de traiter les membres du Collége de *tartufes*, d'*hypocrites* et de *calomniateurs* (c'étaient les aménités de l'époque). Le Collége, instruit de cette circonstance, était on ne peut mieux disposé à entamer un procès; c'était là pour lui une belle occasion. Mais il réfléchit que si, par hasard, ce procès était perdu, les malheureuses épithètes, confirmées pour ainsi dire par arrêt de la Cour, lui resteraient et deviendraient, entre les mains de ses ennemis naturels, une arme terrible. En conséquence, il *louvoya* et jugea plus prudent de dévorer l'injure, en se réservant l'*innocente* vengeance d'en écrire confidentiellement à *Valot*, premier médecin du Roi, particulièrement attaché à la province, et qui saurait bien trouver le moyen, par quelque vexation indirecte, de venger la corporation des médecins.

Tout le monde n'est pas évangéliquement organisé; aussi, George Questier, l'un des membres plus particulièrement désignés par les épithètes flétrissantes de Lagrange, ne pouvant partager la mansuétude du Collége, intenta, en son nom propre, un procès à l'insolent chirurgien. Soit que le propos n'eût pas été tenu, soit que les témoignages fussent insuffisants, Questier, condamné à 6o liv. d'amende, vint demander au Collége sa participation au paiement de sa condamnation, puisque c'était la dignité du Collége, aussi bien que la sienne, qu'il avait voulu mettre sous la sauve-garde des tribunaux. La réponse du Collége est assez piquante pour être citée toute entière : *Le Collége n'a autorisé ni conseillé le procès de Questier contre Lagrange. Il ne peut se permettre d'intervenir dans des poursuites contre un chirurgien qu'il honore, parce qu'il ne veut entreprendre d'opérations sans l'assistance d'un médecin; il ne s'est pas contenté de l'écrire, mais il l'a prouvé dans une opération grave d'empyème, pratiquée par lui sur un malade nommé Marin Levigneux.*

Une autre anecdote caractéristique de l'infériorité des autres corporations, par rapport aux médecins, mérite d'être rapportée :

Houppeville avait déclaré un procès à Duchemin, apothicaire, par suite du refus, exprimé par ce dernier, d'exécuter une potion prescrite par lui Houppeville, et parfaitement conforme aux règles de la mérizologie, sous le prétexte qu'elle était *audacieuse*, *téméraire*, et *deviendrait* sans doute *mortelle* pour le malade.

Après une courte réflexion, Duchemin, qui comprenait trop tard ses torts et la violation flagrante des priviléges des médecins, se mit à la discrétion de son adversaire, et fut condamné, par le Collége, à une réparation publique. Cette réparation eut lieu en présence de l'intendant de la ville et de deux membres du Collége, Porrée et Noël, dans les termes suivants :

Monsieur,

Je suis fâché d'avoir refusé votre ordonnance ; croyez que je l'ai refusée seulement parce que je croyais que je ne la pourrais pas faire devant que les portes de la ville fussent fermées, et je serais bien marry d'avoir dit qu'elle fût mauvaise. Dorénavant, je vous promets d'exécuter vos ordonnances avec toute l'exactitude qu'un apothicaire doit faire celle d'un médecin.

Non content de la servilité de ces expressions, Houppeville compléta l'humiliation de Duchemin, en exigeant le renouvellement de cette déclaration *en pleine place publique.* Ce qui fut exécuté.

Dans une réunion officielle de médecins, chirurgiens et apothicaires, en 1670, il fut reproché aux fondés de pouvoirs des deux derniers ordres, que, de leur autorité privée, et contre les règlements établis, quelques-uns d'entr'eux se permettaient d'administrer des remèdes ou de les délivrer sans ordonnance de médecin. Les inculpés s'engagèrent à faire cesser désormais cet abus, et promirent d'abandonner à toute la sévérité de la loi (l'amende était de 500 liv.) ceux d'entr'eux qui s'en rendraient coupables, attendu, suivant leur expression pittoresque, que *personne n'a le droit d'engager sa faulx dans une moisson qui ne lui appartient pas.*

Nous avons vu précédemment avec quelle opiniâtreté les chirurgiens contestaient au Collége le droit de présence lors de leurs réceptions. Vaincus plusieurs fois, ils trouvèrent enfin un auxiliaire dans la personne de l'intendant de la province, qui, par un acte d'autorité, fit défense aux médecins d'exiger aucune rétribution, et de plus, fit appel à tous les chirurgiens de la ville reçus suivant ce mode, pour les contraindre à réclamer la restitution d'un impôt arbitraire et induement perçu. Le Collége prétendit et soutint qu'agissant en vertu d'un ordre du roi, il devait nécessairement percevoir des honoraires. La puissance de l'intendant vint échouer devant l'opiniâtreté et les priviléges du Collége, qui n'en continua pas moins à jouir d'un droit acquis, non sans trouble ni empêchement, jusqu'à sa dispersion. Il y a plus, c'est que, dans cette question qui touchait plus encore à ses prérogatives qu'à ses intérêts, il resta sourd à toutes les observations qui lui furent adressées par plusieurs médecins de la province. Les Colléges des médecins de Lyon et d'Orléans lui adressèrent directement des remontrances, en l'engageant à ne pas persister dans cette voie *vénale*, *mercenaire et honteuse*. Ils ne réussirent qu'à obtenir, en faveur des chirurgiens, une suspension de poursuites, jusqu'à ce que l'Université de Paris eût jugé définitivement la question. Bien que ce jugement n'ait pas été enregistré, tout semble prouver qu'il fut favorable aux prétentions des médecins, puisque la perception du droit de présence ne cessa d'avoir lieu.

S'il était possible de douter de l'indépendance du Collége, le fait suivant la démontrerait de la manière la plus éclatante. Un édit du Conseil du roi avait accordé à David de Caux, docteur en médecine de Montpellier, l'autorisation d'exercer à Dieppe. Examiné par Brayer, Perrault, Renaudot et Peylon, son certificat d'aptitude, signé par les plus célèbres médecins de l'époque, lui avait donné le droit de prendre rang dans le corps médical. Muni de l'édit du haut Conseil, qui l'affranchissait des actes probatoires, il vint demander l'agrégation au Collége des médecins de Rouen. Sans tenir compte de l'édit qui avait été signifié à son doyen, le Collége déclara, à l'unanimité, que jamais il ne prêterait la main à une atteinte semblable aux droits des médecins. Il fit plus, il signala cet abus au procureur général du Parlement, et dépêcha à Paris, Picot, l'un de ses membres, pour obtenir le rapport du décret relatif à Decaux. Les démarches de son ambassadeur étant restées sans succès, le Collége, non-seulement intenta un procès à la Faculté de Paris, mais demanda la révocation du magistrat par l'influence duquel la mesure avait été prise. Le résultat du procès paraissant douteux, eu égard à la qualité des personnes incriminées, Picot, l'énergique défenseur du corps médical, le digne représentant du Collége, demanda une audience au roi. Le roi remit à Letellier le soin de prendre connaissance de l'affaire ; mais ce dernier, frappé de paralysie, le renvoya jusqu'à sa convalescence, pour obtenir un mémoire de M. de Montausier. Il paraît que la vénalité est une maladie de tous les temps, car M. de Montausier ne voulut se mêler de l'affaire qu'à la condition qu'on lui compterait, avant de se mettre au travail, 520 liv., dont Noël et Lebaron, agrégés au Collége, firent tous deux les frais. Malgré la persévérance du Collége, l'affaire devait traîner en longueur, nonobstant une deuxième visite faite au roi. Le 24 février 1673, une lettre de M. Lectainthaut annonça au Collége le départ du roi et le renvoi du mémoire à M. de Château-neuf. Il fut décidé que, pour la troisième fois, Picot se rendrait près du roi. Mais le nerf des négociations manquait à chaque instant. De l'argent, écrivait Picot, beaucoup d'argent, et l'envoi suivait de près la demande. Une si bonne cause, confiée à d'aussi zélés défenseurs, devait obtenir sa récompense. Lhonoré, envoyé à Paris pour remplacer Picot tombé malade, annonça au Collége que la cause était gagnée près du haut Conseil, que la sentence avait été confirmée par le roi, et que l'affaire était renvoyée au jugement du Parlement de Normandie. Sur la nouvelle d'un succès si inespéré, le Collége, en corps, se rendit près du premier président pour lui recommander cette affaire, et réclamer de sa bienveillance la remise des frais, eu égard aux dépenses considérables faites déjà par le Collége. Enfin, en juillet 1674, intervint un arrêt du Parlement qui donnait satisfaction complète aux justes plaintes du Collége. Le procès avait duré deux ans, et avait coûté plus de 2,000 liv., uniquement pour le redressement d'un abus qui intéressait la dignité de la profession.

L'indépendance du Collége était telle, que l'acquisition d'une charge faite par l'un des membres dans quelque cour souveraine, non seulement lui faisait perdre le droit d'appartenir au Collége, mais même celui d'en porter le titre, parce qu'à son avis, la qualité de médecin, et surtout de médecin expérimenté, était incompatible avec des charges acquises à prix d'argent; il reconnaissait, toutefois, que ce n'était pas déroger, puisque les rois veulent bien honorer leurs médecins du titre de Conseillers d'état.

Sa susceptibilité était non moins grande à l'endroit des convenances. Un jour, le Collège se rend en robe pour féliciter le premier président sur son heureux retour. Par une cause restée ignorée, M. le premier président *fait répondre* par M. de Rouville, doyen des présidents du Parlement. Sur l'observation faite de ce manque au égards envers le Collége, M. le premier président Lecouteulx mande Daurignac, Rouelle et Michel, et leur répond *lui-même en s'excusant.*

Les actions intentées par les membres contre le Collége lui-même, à raison de passe-droits ou de dénis de justice, le trouvaient, comme nous avons eu précédemment l'occasion de le dire, juste et bienveillant; mais, toutes les fois qu'il s'agissait d'une atteinte portée à sa considération, à l'honneur de ses membres ou à la dignité de l'ordre, on le trouvait sans pitié. Lepigny lui-même, son doyen, qu'il avait en grande vénération, fut suspendu de ses fonctions pendant un an, pour avoir prêté la main à une tentative des chirurgiens contre les priviléges du Collége. Porrée fut stigmatisé sous le voile de l'anonyme, à l'occasion d'un libelle sans nom d'auteur, attentatoire à l'honneur de Houppeville. La délibération du Collége, à ce sujet, déclarait le calomniateur *digne du fouet*, et aurait prononcé l'exclusion ir-révocable du membre incriminé, s'il avait pu acquérir la certitude de sa coopération à ce libelle. En 1695, à l'occasion d'un concert frauduleux entre deux membres du Collége et un candidat à l'agrégation, le Collége déclara qu'ils ne seraient plus appelés aux assemblées collégiales, et seraient temporairement exclus jusqu'à ce *qu'il plût* de les rappeler, s'il y avait lieu.

Ses efforts tendaient donc constamment à relever la dignité de l'art, et à maintenir dans leur pureté, les traditions d'honneur, d'indépendance et de moralité qu'exige la médecine.

C'est en 1701 que, pour la première fois, on voit le Collége consulté par le Parlement sur une question d'hygiène publique, celle des cidres. On demandait au Collége un mémoire dans lequel on désirait connaître son opinion sur les qualités du cidre nouveau, doux et fermenté, sur ses propriétés nutritives, sur ses effets utiles ou fâcheux dans la province de Normandie, en raison de la généralité de son usage. Contrairement à ses habitudes, la réponse du Collége est claire, précise, et telle qu'elle dut satisfaire l'autorité. Au point de vue médical, elle est remarquable, et constate un fait important pour la navigation, bien que peu connu, c'est qu'à cette époque on embarquait du cidre pour la boisson des équipages pendant les voyages de long cours, préférablement à tout autre liquide, attendu, dit le mémoire, qu'il se défend plus long-temps que le vin lui-même contre l'altération acide.

Nous avons dit qu'à plusieurs reprises, le Parlement, qui portait un vif intérêt au Collége placé dans ses attributions de surveillance, avait tenté un rapprochement amiable entre lui et la corporation des chirurgiens, et que ces rapprochements momentanés n'avaient jamais eu lieu de bonne foi.

Les querelles entre les médecins et les chirurgiens s'étaient tellement envenimées, que le Collége leur intentait un procès pour *se voir donner l'heure des examens* et la *venir recevoir* de lui ; puis un autre, pour leur défendre *d'interrompre* le médecin du Roi pendant l'examen, avant qu'il eût fini de parler.

Je crois, en outre, devoir donner ici la substance de quelques articles d'une transaction intervenue en 1709, comme un modèle curieux des prétentions des médecins. Il y est dit, entr'autres choses bouffonnes, qu'il n'y aura, dans l'appartement choisi pour les cours de chirurgie, *qu'un seul fauteuil* destiné au médecin du Roi ; que l'aspirant à la maîtrise ira, avec un *conducteur* chirurgien, *saluer* le médecin du Roi *à son domicile*, pour lui demander le jour et l'heure de sa convenance. Si ces jour et heure sont agréés par les chirurgiens, le candidat reviendra au domicile du médecin (toujours accompagné de son conducteur), et le priera *très humblement* de s'y trouver.

Dans l'appartement des réceptions, il y aura deux fauteuils sur la même ligne, et le médecin du Roi *choisira, le premier, celui qui lui plaira.* Tous les assistants étant placés, le chirurgien du Roi dira au médecin : *Vous plaît-il*, Monsieur, que nous fassions entrer l'aspirant ?

L'aspirant, avant de commencer, *fera son compliment* au médecin du Roi, etc. Avouons que c'est à tort qu'on a taxé Molière d'exagération dans les caractères qu'il a tracés des médecins de son époque. Cependant, cette transaction n'ayant pas été présentée à l'homologation du Parlement, devint, plus tard, pour le Collége, un motif de blâme de la part du chancelier.

En 1718, il se passa, dans le sein du Collége, un fait digne de remarque. De Hénaut, nouveau membre reçu après les épreuves ordinaires, soutint une doctrine particulière dans sa thèse *sur les solides et les fluides* ; le Collége vit, à ce qu'il paraît, surgir de si grands dangers dans l'exposition de ce système, qu'en même temps qu'il admettait le candidat à l'agrégation, il lui défendait formellement, dans la pratique, l'emploi de ce nouveau système des solides et des fluides, et le condamnait, pendant deux ans, *à ne traiter aucune maladie grave, sans l'avis d'un confrère.*

Le registre des actes chargé de tout enregistrer, avait rapporté les circonstances particulières de la réception de Michel Estard, qui n'avaient pas été tout-à-fait à son avantage. Houppeville fit constater qu'il manquait au registre plusieurs feuillets importants au moment où il lui avait été remis par Estard lui-même. On se hâta de donner connaissance de ce fait à M. le premier président et à M. le procureur général du Parlement ; on leur porta le livre pour donner la preuve de cette lacération. Une information fut ordonnée ; il en résulta que les feuillets enlevés se trouvaient entre les mains de Lenoble, l'un des anciens du Collége. Celui-ci déclara qu'il avait fait part de cette découverte à M. le président de Motteville, en l'absence de M. le premier président ; qu'interrogé sur la source de laquelle il tenait ces feuilles, il avait répondu les avoir reçus de Michel Estard lui-même, qui avait voulu faire disparaître ainsi des notes injurieuses pour lui.

Ordre fut alors donné par le premier président de faire relier lesdites feuilles à leur place accoutumée, de les faire numéroter avec soin, et, pour éviter à l'avenir de semblables soustractions, de déposer le registre dans une armoire à trois clefs, dont l'une serait remise au doyen d'âge du Collége, la deuxième au médecin du Roi, et la troisième au plus ancien membre après le doyen.

L'un des documents les plus curieux qui nous aient été transmis par le Collége, est une délibération sur l'admission des marchandises suspectes à Rouen, à l'époque de la grande peste de Marseille, de 1720. C'est aussi l'un des actes les plus importants au point de vue de l'hygiène publique, de l'intervention des médecins, réclamée par l'autorité. Ce document constate qu'en 1668 une peste meurtrière désola notre ville, et fit de nombreuses victimes, et ce qui présente une actualité importante au moment où l'Académie de médecine discute les lois de quarantaine, et où son rapporteur, M. Prus, nie la contagion par les marchandises, c'est qu'il est constaté, dans le mémoire du Collége, et d'après l'attestation de deux témoins oculaires, Houppeville et Lhonoré, médecins à Rouen, que la peste de 1668 avait été apportée par un navire venant du Nord, et par l'ouverture faite chez un négociant d'une balle de laine infectée *plus de deux ans auparavant*.

L'une des attributions auxquelles devait tenir le Collége était le droit de faire des cours d'anatomie et des démonstrations anatomiques. Ces cours commençaient le 20 octobre, pour finir le 5 avril. Plus tard, il délégua bénévolement aux chirurgiens, pour une somme annuelle de 5o liv., le soin de professer ces cours, en se réservant toujours le droit d'ouvrir la première séance par un discours d'apparat, qui lui était payé 5o liv.

L'enseignement de la chirurgie était alors singulièrement divisé. La première semaine du mois était consacrée à l'anatomie ; la deuxième à l'étude des maladies ; la troisième à celle des médicaments ; la dernière aux opérations. Les examens, pour éviter toute réclamation, se faisaient à 11 heures sonnant à la Grosse-Horloge. La formule qui terminait l'examen était sacramentelle : *Monsieur*, disait le président, *le médecin du Roi et la communauté des chirurgiens vous reçoivent pour cet acte*, ou *vous renvoient.*

La surprise du Collége dut être grande de voir, en 1739, un audacieux chirurgien s'affranchissant de ces entraves, annoncer un cours d'anatomie et de chirurgie, sans avoir demandé l'autorisation du Collége ; et, pour rendre plus insolent son défi, placarder, aux carrefours de la ville, des affiches annonçant l'ouverture de ce cours. Ce chirurgien, si publiquement contempteur des anciens usages, était l'illustre Lecat,

qui, non content de secouer le joug des médecins, avait eu l'insigne témérité de prendre le
titre de docteur et professeur, et d'en porter
les ornements.

Le Collége s'émut, on le comprend ; un procès fut intenté à Lecat devant le Bailliage de
Rouen. Le médecin du roi fut chargé, en outre,
d'écrire aux Universités de Paris et de Caen, et
de leur faire passer la copie de la réponse du
conseil dont Lecat se prétendait autorisé. Non
content de ces dispositions, le Collége, pour donner la preuve qu'à lui seul appartenait le droit
de professer les cours d'anatomie et de chirurgie,
déclara qu'à partir de cette année (1739), ces cours,
interrompus depuis plus de 20 ans, seraient rétablis, et, comme autrefois, professés, à tour de
rôle et *gratuitement*, par chacun de ses membres,
*à la plus grande gloire du Collége, et dans l'intérêt
du public.* Pendant le cours du procès, *Lecat*,
qui paraissait avoir des protections puissantes,
fit demander au Collége, par le chancelier, la
communication des titres du Collége au profes-
sorat exclusif des cours qui soulevaient si éner-
giquement la colère et l'inquiétude des médecins, et si les cours professés par Lecat n'étaient
pas suivis par un *grand* nombre d'élèves, ce qui
justifiait de leur mérite et de leur utilité. Le Collége répondit qu'il n'était pas possible qu'un seul

homme pût remplir exactement et convenablement la place de professeur et démonstrateur d'anatomie et de chirurgie, à cause de ses occupations, dès qu'une fois sa réputation était faite. *Les leçons du sieur Lecat ne sont ni régulières, ni suffisantes; elles sont,* disait le mémoire, *plus curieuses qu'utiles au public; on s'en rapporterait volontiers sur cela à l'aveu propre de ses confrères, s'ils veulent être sincères, de même que sur le grand nombre des élèves qui assistent à ses démonstrations.* Ils déclarèrent, en outre, que l'autorisation dont se prévalait Lecat, avait été surprise à la religion du roi, à l'aide de cette insigne fausseté, qu'aucun médecin à Rouen n'était capable de faire un cours d'anatomie et d'opérations chirurgicales, et que, par la clandestinité de ses démarches, et la non communication des lettres d'enregistrement, le Collège n'avait pu être mis en demeure de s'y opposer et d'adresser ses remontrances à ce sujet. Il profitait de l'occasion pour réclamer l'appui du chancelier contre la communauté des chirurgiens, qui, par sa supériorité numérique (ils étaient alors plus de trente), nuisait beaucoup à l'exercice de la médecine, portait atteinte à sa dignité, la discréditait en tous lieux, et semait ainsi l'alarme au sein des familles.

Les priviléges de l'ordre furent cette fois encore respectés, et les cours d'anatomie, professés par chacun des membres, furent repris avec éclat par Fleury, en 1750, nonobstant les déclarations mensongères de Lecat, qui, de son côté, persista dans ses prétentions.

Le Collége, pour compléter ses attributions, décida, qu'à tour de rôle, chacun des membres remplirait les fonctions de médecin des épidémies, pour remplacer le *médecin du danger* qui avait existé de tout temps, mais dont on avait laissé tomber la charge en désuétude.

Le premier exemple de la publicité périodique donnée aux actes du Collége date du commencement de 1752. Par suite d'un rapprochement momentané, on s'entendit avec les chirurgiens pour faire, *tous les huit jours*, une communication à des feuilles de commerce pour tout ce qui concernait la Normandie, dans le but de faire porter, sur tous les points de la province, en cas d'épidémie, les instructions données par le Collége aux médecins *novices*, les remèdes de saine pratique, etc.

L'opinion intéressée des chirurgiens sur l'inutilité du Collége des médecins de Rouen, ne paraît pas même, à cette époque, avoir été partagée; car, sur la réputation de régularité et de savoir dont il jouissait, et qui s'était étendue au loin, les médecins de Nancy lui adressèrent, le 17 février 1752, une lettre signée par M. de Rennow, médecin de Stanislas, roi de Pologne, pour obtenir communication de ses statuts, attendu que le roi voulait en établir un semblable à Nancy, et absolument sur les mêmes bases, nonobstant l'opposition de la Faculté de Pont-à-Mousson. Tout se passa suivant le désir exprimé par Stanislas, qui honora le Collége de Rouen dans la personne de Michel, son doyen, du titre de membre honoraire du Collége de Nancy, pour lui manifester à la fois sa satisfaction et sa reconnaissance. Il exprima, en outre, le désir de voir fonder et perpétuer une communication intime par une correspondance d'esprit et de pratique entre les chefs et membres des deux Colléges.

Aux termes des lettres patentes constitutives du Collége, les médecins étaient exempts de tout impôt; mais, à partir de 1757, ces impôts devinrent très onéreux, et varièrent de 180 liv. à 355 liv., non comprises les contributions additionnelles pour l'assemblée des milices garde-côtes. Malgré les réclamations incessantes du Collége, l'impôt de la *capitation* fut maintenu jusqu'en 1784.

A l'occasion d'un mémoire réclamé par l'autorité sur les inconvénients attachés aux sophistications du tabac, il existe, dans le manuscrit, une note statistique précieuse. C'est un certificat des dames supérieure et hospitalières, et de l'économe du Bureau des pauvres valides de Rouen, qui contient un extrait des registres de cet hôpital, et un calcul du nombre des aliénés qui y ont été reçus pendant un espace de 83 années, de 1682 à 1765 inclusivement. Cette pièce officielle constate que le nombre des aliénés hommes, a été de 255, c'est-à-dire de 3 par an et une fraction, ou 17 par période quinquennale, et que, pendant les 5 dernières années, ce nombre s'est élevé à 55 aliénés. Le Collége n'hésita pas à déclarer que le tabac dont les aliénés font un usage si passionné, étant mélangé tous les jours avec des substances irritantes, telles que la craie, l'ocre jaune, la chaux en poudre, les cendres tamisées, la mélasse, la pulpe de pruneaux, etc., on ne doit point attribuer à d'autres causes l'accroissement de la folie. Sans attacher grande importance à la déclaration du Collége, nous constatons un fait digne d'attention, et d'autant plus évident qu'il est corroboré par un autre certificat de la communauté des Frères des Ecoles chrétiennes de Saint-Yon, en date du 19 septembre 1766, énonçant que, depuis un certain nombre d'années, l'admission des aliénés, dans leur établissement, est devenue si fréquente, que, pour eux, l'augmentation du chiffre de l'aliénation est hors de doute. Ces deux certificats exposent que les insensés de l'une et l'autre maison ont une passion désordonnée pour le tabac. Il serait intéressant de rechercher la progression qu'a suivie cette maladie depuis 1766 jusqu'à nos jours , le chiffre proportionnel de cet accroissement, et si elle a marché d'une manière uniforme et régulière en raison directe de la population

En 1775, le Collége fut consulté par le Parlement sur les dangers des sels de plomb qu'on introduisait dans le cidre pour rendre sa fermentation prématurée. Le Collége ne se borna pas à signaler les dangers résultant de cet emploi , mais il indiqua les moyens qu'on devait employer pour reconnaître dans les boissons l'usage des préparations vénéneuses.

C'est en 1777 que, pour la première fois, on voit une correspondance intime s'établir entre le Collége et une Société médicale de Paris ; encore fut-ce la Société royale de médecine qui fit les avances par l'organe de De Lassone , médecin honoraire du Roi. Jusque-là, le Collége avait vécu dans un état d'isolement complet, non par égoïsme , mais par un sentiment de dignité peut-être inexcusable. Le Collége , en acceptant cet échange mutuel de communications , exprimait, dans sa réponse, tout le plaisir qu'il éprouvait de ces nouveaux rapports, puisque son but avait toujours été d'être utile à l'humanité. La preuve la plus évidente de la considération légitime dont jouissait le Collége, se trouve dans l'envoi que lui fit, à cette époque, Des Essarts, doyen de la Faculté des médecins de Paris, d'une médaille d'argent frappée à l'occasion de la nouvelle opération de symphyse pubienne pratiquée, pour la première fois, sur le vivant, par son auteur Sigault de la Fond

Une autre preuve se trouve dans une lettre de M. de Crosne, intendant de la généralité de Rouen, adressée, en 1778, au Collége, pour avoir son avis sur l'opportunité de créer des cours de chimie et d'histoire naturelle. Le Collége applaudit à cette idée, si fertile plus tard en heureux résultats pour l'industrie du pays.

En donnant connaissance de quelques passages des lettres patentes de 1640, nous avons dit que les immunités accordées au Collége étaient fondées, entr'autres, sur les services par lui rendus au *Bureau* des pauvres valides ; voici l'instant de donner l'explication de ces services. Dans les temps les plus reculés, il existait, à Rouen, huit hôpitaux, sans compter les nombreuses léproseries ; c'étaient les hôpitaux de Martainville, de Saint-Martin (le plus ancien), du Roi, de Saint-Jean-sur-Renelle, de Saint-Vivien, du Lieu-de-Santé, de Saint-Louis et de Saint-Roch, enfin le Bureau des valides. Chacun de ces hôpitaux, attaché à un prieuré ou à une abbaye, se com-

posait d'un petit nombre de lits, et devenait cependant une énorme dépense pour les communautés religieuses. Il s'opéra donc, par suite de
transactions particulières, une fusion progressive
et complète, par laquelle l'Hôtel-Dieu et le Bureau des valides demeurèrent seuls ce qu'ils sont
aujourd'hui ; mais, pour ce dernier, avec des
attributions nouvelles, puisqu'un service médical actif y devenait indispensable.

Le Collége fut donc chargé, par les lettres patentes qui le constituèrent, de faire ce service à
tour de rôle, et par mois, au Bureau des valides.
Soit que l'administration de cet hôpital voulût
secouer le joug de ces médecins indépendants, et
en avoir à sa dévotion, soit, ce qui paraît moins
probable, que des irrégularités dans le service
l'obligeât à prendre une mesure rigoureuse,
l'administration du Bureau, après la mort de
Deslongchamps, en 1779, voulut, à poste fixe et
à toujours, établir un médecin de son choix. A
la première nouvelle de ce dessein, le Collége,
qui, non seulement était jaloux de ses priviléges,
mais qui, au point de vue humanitaire, tenait
singulièrement au droit, acquis dès long-temps,
de donner ses soins aux pauvres, réclama l'exécution de l'article 20 de ses Statuts homologués
au Parlement, en vertu duquel article chaque
membre du Collége était obligé de faire, à son

tour, la médecine au Bureau des valides , et de l'exercer gratuitement. Il fit envisager à l'administration l'avantage de cette pratique, qui assurait aux malades un concours heureux de lumières et de soins, puisque, dans les cas graves de maladies, les conseils de tout le Collége étaient acquis aux pauvres; que, malgré la très faible économie qui résultait pour le Bureau de la suppression d'un médecin *gagé*, comme autrefois, la plus mince économie n'était pas à dédaigner ; **qu'à tous ces points de vue, l'administration devait céder aux observations des médecins du Collége** qu'on voulait priver d'une de leurs prérogatives les plus chères, celle de remplir envers les malheureux l'obligation sacrée qu'ils avaient contractée lors de leur agrégation, et dont l'autorité royale leur faisait une loi[1].

L'administration, après avoir pris connaissance des Statuts dont elle avait requis la communication, demanda aussi l'ordre dans lequel les réceptions avaient eu lieu au Collége, et fit valoir, pour l'*homogénéité* du service , l'inconvénient d'un médecin mensuel. En conséquence, elle proposa de concilier les droits de chacun en nommant Gosseaume , médecin du Bureau; le Collége dé-

[1] Par l'arrêt d'enregistrement de l'édit du Roi, portant établissement de l'hôpital général, donné à Versailles au mois de mai 1781, et registré le 23 juin suivant avec modification de la Cour.

4

clara *ratifier* ce choix et *nommer* Gosseaume pour son *représentant* dans le service de l'hôpital, sous la réserve, qu'en cas de surcharge ou d'épidémie dans ledit hôpital, d'absence ou maladie, ou d'empêchement légitime de son délégué, le Collége *fournirait* un ou plusieurs médecins pour le remplacer, lui aider ou s'acquitter du service qui lui était imposé par le Souverain. Lepecq de la Clôture et Michel furent spécialement désignés pour se présenter à la prochaine réunion du Conseil de l'administration, conjointement avec Gosseaume, pour lui présenter la délibération, l'inviter à la consigner sur ses registres, et d'en demander expédition au nom du Collége. On voit, qu'en aucune circonstance, il ne perdait de ses avantages, et que le procureur le plus rusé dans le pays de la chicane, n'eût pas mieux défendu ses intérêts.

Mais un incident vint tout à coup changer la face de la question. M. Bréant, jurisconsulte célèbre et avocat du Collége, consulté, fut d'avis de convoquer une nouvelle délibération, de faire déclarer par Gosseaume que l'arrêté des administrateurs étant contraire aux Statuts du Collége, il ne pouvait accepter l'honneur qui lui était fait, comme préjudiciable aux droits de la corporation dont il faisait partie. Le sujet mis en délibération, on ferait signifier à l'administration de l'hôpital que chaque membre du Collége ferait le service *alternativement* et par *mois*. Puis, ayant nommé le membre qui devrait faire le service du mois prochain, il l'autoriserait à se présenter devant l'administration pour accomplir sa mission. En cas de refus, Gosseaume, membre désigné, serait autorisé à se retirer vers le procureur général pour réclamer l'exécution des réglements. La dernière semaine de chaque mois devait être consacrée à la désignation du médecin chargé de faire le service du mois suivant. Le projet primitif fut donc abandonné, et celui-là adopté par acclamation. Avant de recourir à ce parti violent, Gosseaume réclama la faveur d'une entrevue amiable avec les administrateurs qui lui avaient personnellement témoigné beaucoup de bienveillance. Il eut le mérite de leur faire comprendre l'inutilité de leur opposition, et le Collége, sans coup férir, rentra dans la jouissance de ses droits.

Si le service mensuel des hôpitaux pouvait avoir des inconvénients sous le rapport de l'enseignement, il avait cependant le mérite d'établir entre les médecins une égalité parfaite de droits et de devoirs, de former également des praticiens distingués, de fournir aux élèves un *specimen* de toutes les méthodes, de tous les systèmes,

enfin d'exciter ce zèle et cette émulation si pro-
fitables à la science et à l'humanité.

Les rapports qui, de tout temps, ont existé
entre la médecine et la jurisprudence, bien avant
que la médecine légale, considérée comme science
à part fût, créée, ces rapports, disons-nous, paraissent avoir été plutôt, dans tous les temps, sus-
cités par une noble émulation que par l'appât du
gain; ils ont été toujours mal payés, si ce n'est par
la considération; aussi trouve-t-on, pour l'année
1785, une lettre fort gracieuse de M. de Belbeuf,
procureur général du Parlement de Rouen, qui
prend l'initiative pour inviter le Collége à présenter un mémoire sur la nécessité d'augmenter
les honoraires des médecins appelés à faire des
rapports en justice. Delaroche et Gosseaume
furent chargés de rédiger ce mémoire, dont le
résultat ne fut pas connu.

Ces rapports ne laissaient pas cependant d'a-
voir quelqu'importance au point de vue de la
statistique, car ils avaient été de 120, l'année
même de la présentation du mémoire. Par une
délibération de 1709, les honoraires de ces rapports étaient spécialement attribués au conseiller
médecin du roi.

Nous voici arrivé au terme de notre tâche; le
Collége des médecins de Rouen, qui, pendant

plus de deux siècles, avait brillé au premier rang par ses lumières, son esprit de conduite et son patriotisme, termine dignement sa longue et honorable carrière en saluant avec enthousiasme l'aurore de la liberté qui devait l'engloutir, comme corporation, mais qui devait amener l'affranchissement général du pays.

Cet enthousiasme se révèle dans une phrase écrite au commencement de 1789. Necker venait d'être appelé au ministère, et Michel, alors médecin du roi, s'écria, en parlant du nouveau ministre : « *Ce grand homme, admirable aujourd'hui, mais plus admirable encore pour les siècles futurs, et que la postérité divinisera !* »

Louis XVI avait fait appel à chaque ordre de l'état pour qu'il pût présenter ses doléances avec sûreté et liberté. La ville de Rouen, en grand émoi, avait engagé toutes les corporations à unir leur vœu au vœu général sur la constitution. Le Collége des médecins ne manqua pas à son devoir, et dut réunir son mémoire de doléances à celui du barreau. Mais, étant arrivé trop tard, il fut obligé de l'adresser à MM. de Necker et de Villedeuil, avec la lettre suivante, remarquable à plus d'un titre :

« Le Collége des médecins de Rouen m'a chargé de faire parvenir au trône son vœu et ses humbles supplications sur la constitution qu'il lui paraît convenable de donner à l'assemblée des États généraux et à celle des États particuliers de la province de Normandie.

« Nous ne nous sommes pas laissés entraîner en aveugles au torrent de l'opinion publique ; nous avons pensé que si la raison désavouait un attachement servile pour les anciens usages, il n'était pas permis non plus d'en solliciter l'abrogation sans une utilité évidente. Persuadés que cet objet, de la plus grande importance, exigeait l'examen le plus profond, la délibération la plus mûre, et profitant des relations qui existent entre notre corps et celui des jurisconsultes, nous avons conféré avec leurs commissaires. Cette communication de lumières et de réflexions a produit, dans les deux Colléges, la même résolution déterminée par les mêmes motifs, etc. »

Le 21 mars 1789, Michel et Hardy étaient députés par le Collége à l'assemblée du Tiers-état, séant à l'Hôtel-de-Ville, pour concourir à la rédaction de leur cahier de doléances, plaintes et remontrances, avec pleins pouvoirs pour le représenter.

Le 15 octobre 1791, le Collége des médecins de Rouen avait cessé d'exister, balayé par la tourmente révolutionnaire.

Le dernier membre inscrit au tableau du Collége fut Lhonoré de Hautmesnil. Son dernier

représentant légal, Hardy, nous apparaît encore
à la Convention nationale au milieu des Giron-
dins; sa dernière personnification, Gosseaume,
s'est éteint au milieu de nous, entouré de la
vénération publique.

PIÈCES JUSTIFICATIVES.

ACTES DU COLLÉGE DES MÉDECINS
DE ROUEN,

De 1669 à 1792.

In nomine Domini. Amen.

DÉCEMBRE 1769.

Nicolas Gilbert, docteur médecin, choisi par
le Collége des médecins de Rouen, annonce la
mort du célèbre Nicolas Housset, membre de la
corporation depuis 20 ans. L'éloge funèbre de ce
personnage est fait par Louis Nourry, son successeur au décanat. Nourry lit le titre en date
du 4 décembre qui le nomme, et lui a été signifié
par un huissier du Parlement, sur la demande
du procureur général du roi. Son titre était
d'être le plus ancien des membres du Collége, et
d'appartenir à la religion catholique romaine.
Ce titre, ou déclaration, qui repoussait absolument les prétentions et droits de David des Essarts,
comme suivant le culte de la religion réformée,
émanait du conseil du roi, en date du mois de février précédent, et avait été confirmé par le Parlement de Paris, au mois de mai suivant, en langue
française. — Suit l'arrêté du Parlement de 1669.
— David des Essarts se pourvut contre cet arrêt,
dans une protestation qu'il soumit au Collége.
Nourry se défendit d'avoir en rien contribué à cet

arrêt, soit personnellement, soit par quelque voie que ce fût, rejetant sur le procureur général la responsabilité de la mesure, contesta à Des Essarts le droit de déposer sa protestation sur le registre des doyens, et lui donna le conseil de se pourvoir près de l'autorité de laquelle émanait le décret. La querelle terminée au profit de Nourry, il fut décrété qu'à l'avenir on tiendrait note exacte des actes du Collége, et, pour arriver à cette fin, deux membres, anciens doyens, Robert Barrassin et Nicolas Gilbert, furent appelés à remplir les fonctions de secrétaires.

Liste des Médecins de Rouen, inscrits au tableau en 1670, selon leur ordre d'inscription.

DAVID DES ESSARTS, maître (cette désignation est générale).

NOURRY (Louis), doyen.

PORRÉE (Jean–Baptiste).

LEBARON (François), père.

BOUJONNIER (Jacques).

MAYER (Jérémie).

LEPIGNY (Marin), (c'est le neveu du célèbre doyen du même nom).

QUESTIER (Georges).

PICOT (Antoine).

BARRASSIN (Robert).

HÉNAULT (Guillaume).

DUPERRAY.

LEVANNIER (Nicolas).

LALOUEL (David).

LECHANDELIER (Jean).

LEBARON (François) fils.

NOEL (Jacques).

HOUPPEVILLE (Guillaume).

BUQUET (Pierre).

LHONORÉ (Germain).

GILBERT (Nicolas).

GALLEMANT (François).

MENDEZ (Ferdinand), portugais. (C'était le médecin ordinaire de la reine d'Angleterre.)

DESFONTEINES (Nicole).

LENOBLE (François).

BÉROUT.

NÉEL (Balthazar).

DUVIVIER (François).

LHONORÉ (Alexandre-Bernard).

NÉEL (Jean).

ACTES DE L'ANNÉE 1670.

L'an de J.-C. 1670, le 2 janvier, la convocation du Collége a lieu dans la maison du sieur Nourry, doyen, pour la nomination d'un secrétaire; c'est Nicolas Gilbert qui est choisi.

L'heure des réunions est fixée de 3 à 5 heures après midi.

Nomination des syndics de la corporation, alternativement faite parmi les plus âgés et les plus jeunes inscrits au tableau.

Le Collége fait choix, pour les démonstrations anatomiques et les discours de médecine, d'un emplacement dans le couvent des Carmes. Le docteur Levannier est spécialement chargé d'obtenir des bons Pères l'autorisation de s'y établir.

21 JANVIER 1670.

Proposition d'établir un *Codex* de médicaments.

Le Collége est convoqué : Georges Questier jeune, ancien doyen, fait observer les inconvénients attachés à la manière arbitraire dont les pharmaciens de cette ville préparent les médicaments, parce qu'il n'est pas suffisamment établi à quelle dose et pour quels genres de maladies les médicaments doivent être prescrits; d'où la nécessité de rédiger un code unique de médicaments pour la province. Baptiste Porrée est désigné par les suffrages comme le plus apte à préparer le projet de réglement.

Sont élus Guillaume Hénault, muni du diplôme royal, doyen honoraire, et Marin Lepigny, syndic, pour soutenir les intérêts de la corporation.

Me Georges Questier est nommé conseil du doyen, et, sur la demande de Bérout, est désigné pour poursuivre, par toutes les voies de droit, un certain Jean Lagrange, chirurgien juré, qui s'est permis d'appeler les membres du Conseil *tartufes, hypocrites et calomniateurs.*

Hénault propose de passer à l'ordre du jour sur cette affaire dans l'intérêt de la concorde, mais d'en écrire seulement à Paris au docteur Valot, premier médecin du roi, particulièrement attaché à la province, et qui saura bien trouver le moyen de venger le Collége de toutes ces calomnies.

SAMEDI 15 FÉVRIER 1670.

Nourry convoque pour changer l'heure de la séance, à cause de la mort de Jean Housset, à l'inhumation duquel le Collége doit se rendre en corps et porter la parole.

Lundi 17 Février 1670.

Le Collége reçoit, après la mort de Housset, l'argent dont celui-ci était dépositaire, et qui forme, comme fonds de caisse de la corporation, la somme de cent vingt livres tournois douze sols dix deniers.

Jeudi 20 Février 1670.

Trésor confié au doyen. — La somme indiquée ci-dessus a été comptée par le docteur Desfonteines, et confiée au doyen Nourry, avec la caisse du Collége, les lettres patentes de ses priviléges, les pièces de procédure que le Collége a eu à soutenir, et les anciens et nouveaux Statuts du Collége. Une messe solennelle sera célébrée chaque année dans la cathédrale, ce à quoi tiennent les membres orthodoxes du Collége. Cette fondation est faite depuis l'établissement des Statuts, par Marin Lepigny, chanoine de l'église de Rouen, et premier doyen du Collége. Les archives contiennent encore : la liste de recensement des membres inscrits au Collége des médecins, trois registres des actes du Collége depuis son institution jusqu'aux calendes de janvier 1669, un exemplaire des œuvres de Housset, dont la préface a été écrite par Desfonteines, en l'absence de Lepigny. Le plus ancien doyen, Porrée, est chargé de faire cette remise.

SAMEDI 8 MARS 1670.

Une salle des Carmes est accordée gratuitement au Collége.

Les actes du Collége écrits en français depuis 1656, seront désormais consignés en langue latine, ce à quoi promettent de se conformer les docteurs Barrassin et Gilbert.

L'obtention du diplôme royal, pour faire partie du Collége, est désormais nécessaire, de facultatif qu'il était précédemment.

MERCREDI 12 MARS 1670.

Sur la demande de Questier, qui, sans avoir consulté le Collége, a exercé des poursuites contre les chirurgiens Adrien Grouchy et Jean Delagrange, pour avoir appelé *tartufes* quatre des membres du Conseil, et par suite duquel Questier a été condamné aux frais du procès, et à six liv. d'amende, le Collége décide qu'il restera complètement étranger à cette affaire, parce que Delagrange avait écrit qu'il ne se permettrait jamais d'entreprendre une opération chirurgicale importante sans le conseil et la présence d'un médecin.

5

Mardi 1ᵉʳ Avril 1670.

Sur la proposition d'obtenir la confirmation de ses lettres patentes, le Collége, par son doyen, s'est empressé d'écrire à Decroizy, du conseil du Roi, pour réclamer son patronage.

Il propose, en outre, de se rendre au-devant de l'archevêque de Rouen, à son retour en cette ville après une maladie grave, pour obtenir sa protection en faveur de la confirmation des lettres patentes.

Le doyen donne communication des lettres des docteurs Gallemant et Mendez, sollicitant la faveur d'être agrégés au Collége. En vertu de l'art. 33 des Statuts, on entendra, le dimanche suivant, le discours de Gallemant après sa réception, pour donner ensuite son tour à Mendez. (Il est désigné par l'épithète de médecin ordinaire de la reine de la Grande-Bretagne.)

Lundi 14 Avril 1670.

A onze heures, le Collége s'est rendu près du président du Parlement, qui a accueilli la harangue du doyen d'une manière très affable (*perhumaniter.*) Ce magistrat a répondu, en effet, que, pour lui, en cas de maladie, l'assistance des médecins lui était infiniment précieuse, mais, qu'en santé même, il s'estimait heureux de jouir de leur conversation *agréable et savante*, et que, toutes les fois qu'il trouverait l'occasion de leur témoigner sa bienveillance, il la saisirait avec empressement.

Une réponse non moins flatteuse a été faite par Monseigneur à la députation du Collége.

Réception de Gallemant fils. On fait expliquer au récipiendaire des aphorismes d'Hippocrate (qu'il est chargé de commenter sans préparation).

SAMEDI 19 AVRIL 1670.

Nourry communique une lettre de Decroizy, du conseil du roi, qui veut bien se charger d'obtenir de Sa Majesté la confirmation des lettres patentes, à la condition qu'on les lui fasse passer pour être mises sous les yeux du roi. Comptant sur la loyauté de son mandataire, le Collége lui confie ces pièces importantes.

Le Collége, qui n'a autorisé ni conseillé le procès de Questier contre Delagrange, pour des injures proférées par ce dernier, refuse toute intervention dans cette affaire, et répète que Delagrange ne veut entreprendre d'opération qu'avec l'assistance d'un médecin; qu'il ne s'est pas contenté de l'écrire, mais qu'il l'a prouvé dans une

opération grave d'empyème pratiquée par lui sur
un malade nommé Marin Lesigneux.

MARDI 29 AVRIL 1670.

Maintien de la délibération du Collége sur
l'affaire Questier.

SAMEDI 3 MAI 1670.

Convocation du Conseil pour prêter secours
au docteur Houppeville, dans le procès intenté
par lui à Duchemin, pharmacien, à l'occasion
d'une potion médicale très prudente, prescrite
par Houppeville, et que lui (Duchemin) n'avait
voulu exécuter, prétendant qu'elle était audacieuse et téméraire, et affirmant qu'elle serait
mortelle pour le malade. A cette occasion, Lepigny, vétéran des doyens du Collége, est chargé
de poursuivre le procès que doit nécessairement
gagner Houppeville.

Duchemin ne soutint pas la poursuite, il fut
condamné à une réparation publique de la réputation de Houppeville, en présence de l'intendant
de la ville et de deux membres du Collége, Porrée
et Noël, celui-ci en remplacement du doyen, absent pour affaire. Cette réparation eut lieu en
ces termes : « Monsieur, je suis fâché d'avoir

refusé votre ordonance ; croyez que je l'ai refusée
seulement parce que je croyais que je ne la pourrais pas faire devant que la porte de la ville fût
fermée, et je serais bien marry d'avoir dit qu'elle
fût mauvaise. Dorénavant, je vous promets d'exécuter vos ordonnances avec toute l'exactitude
qu'un apothicaire doit faire celle d'un médecin. »
Après quoi, Houppeville donna son désistement
à la procédure, à la condition que Duchemin re-
nouvellerait sa déclaration sur la place publique.

Mardi 13 Mai 1670.

Agrégation de Gallemant fils, après avoir,
d'une manière remarquable, soutenu ses actes
probatoires, expliqué Hippocrate et Galien, et
prêté le serment d'Hippocrate. On décide qu'une
semblable convocation aura lieu pour la réception de Ferdinand Mendez.

Mardi 20 Mai 1670.

Maître ès arts et en chirurgie, bachelier, et
muni du certificat constatant qu'il était de la religion catholique romaine, reçu docteur en l'Académie de Montpellier, Mendez est admis à prononcer son discours sur ce sujet : *Faut-il, aux
maladies extrémes, des remèdes extrémes?* Di-

verses questions lui sont en outre soumises. *Faut-il des purgatifs drastiques dans la pleurésie? L'écorce du Pérou peut-elle être administrée dans toutes les fièvres intermittentes? Dans les maladies compliquées, doit-on prescrire l'émétique? Dans la fièvre pernicieuse faut-il saigner? Les eaux minérales de Forges doivent-elles être préférées aux autres eaux ferrugineuses?*

Suivent les lettres patentes constitutives du Collége des médecins de Rouen :

Extrait des registres du Conseil privé du Roi.

Sur la requête présentée au Roi en son Conseil par le Collége des médecins de la ville de Rouen, contenant que, depuis quelque temps, des désordres et abus se sont tellement glissés en la plus grande partie des Universités de ce royaume, principalement en la Faculté de médecine, où il se donne des degrés de docteurs à toutes personnes indifféremment, ignorantes de cette science, à des charlatans de mauvaise vie, sans examen, ni aucune autorisation du temps de leurs études, ni avoir soutenu aucuns actes publics. Comme il est très expressément enjoint par les ordonnances et Statuts, et *particulièrement* en cette ville de Rouen, où ce genre de médecins s'étant habitué, il en serait arrivé de grands désordres et inconvénients au préjudice du public, dont il y aurait eu de grandes plaintes, en telle sorte que, sur la réquisition du procureur général du Parlement de Rouen, par arrêt de ladite Cour, défenses auraient été faites aux médecins du Collége de ladite ville de recevoir aucuns médecins à exercer la médecine en ladite ville, sans au préalable avoir fait preuve de leur suffisance, capacité et expérience par examen ou autre acte public, et enjoint audit Collége de conserver les ordonnances de sa Majesté en la réception des médecins. Et à cette fin, seraient dressés des Statuts par deux conseillers dudit Parlement, en la présence des anciens médecins du Collége, pour régler à l'avenir lesdites réceptions, suivant lequel arrêt, lesdits Statuts auraient été faits et homologués audit Parlement, en l'année 1625, et comme lesdits suppliants sont nécessaires au public et servent actuellement au Bureau des pauvres de la ville et de l'hôpital, et aux gens de guerre qui deviennent estropiés, gratuitement; en considération de quoi les prédécesseurs rois leur ont accordé, entr'autres choses, l'exemption des gardes des portes, guet, contributions et logement des gens de guerre, dont ils ont joui de tout temps en cette dite ville de Rouen, fors cette présente année; ils sont obligés de recourir à sa Majesté, pour obtenir la confirmation de leursdits Statuts et priviléges de ladite exemption, ainsi que plusieurs des autres villes en jouissent, au moyen de quoi requièrent qu'il plaise à sa Majesté confirmer l'établissement dudit Collége et leurs Statuts homologués par ledit arrêt du Parlement de Rouen de l'année 1625, pour être inviolablement gardés et observés en la réception des médecins de cette ville de Rouen, conformément à ce qui a été accordé et s'observe aux villes d'Orléans, Grenoble, Lyon et autres villes où il y a Université ; comme aussi confirmer lesdits priviléges des suppliants d'exemption des gardes des portes, guet, contributions et logement des gens de guerre, pour en jouir lesdits suppliants, comme ils ont fait par le passé, et en jouissent ceux desdites villes d'Orléans, Lyon et autres villes du royaume. Vue ladite requête signée Matarel, avocat desdits suppliants, copie dudit arrêt de la cour de Parlement de Rouen, du 23 août 1625, d'homologation desdits Statuts avec un extrait d'iceux Statuts; Ouï le rapport du sieur de Vertamont, et tout considéré, le Roi, en son Conseil, ayant égard à ladite requète, a ordonné et ordonne que les Statuts desdits suppliants confirmés et homologués par ledit arrêt de ladite cour de Rouen du 23 août 1625, seront exécutés selon leur forme et teneur, et que lesdits suppliants jouiront de tels et semblables priviléges et exemptions qu'ils ont joui par le passé, et dont jouissent ceux de leur qualité ès dites villes de Lyon, Grenoble, Orléans et autres villes de ce royaume, et que, pour cet effet, toutes lettres nécessaires leur en seront expédiées. Fait en Conseil privé du roi, tenu à Rouen le 6 février 1640. Collationné, signé Gallant, un paraphe.

Lettres patentes du roi Louis XIII, pour la confirmation de l'établissement des Statuts et priviléges du Collége des médecins de la ville de Rouen.

LOUIS, par la grâce de Dieu, roi de France et de Navarre, à tous présents et à venir, salut :

Des abus et désordres s'étant glissés en plusieurs Universités de notre royaume, et principalement en la Faculté de médecine, où il se donne des degrés de docteurs à des personnes de mauvaise vie et ignorantes, sans examen, ni aucune attestation de leurs études, ni avoir soutenu aucuns actes publics, comme il est expressément enjoint par nos ordonnances et Statuts de médecine ; il serait arrivé de si grands inconvénients au préjudice du public, qu'ils auraient donné sujet à notre Parlement de Rouen, sur les plaintes qui lui en auraient été faites, de donner leur arrêt à la réquisition de notre procureur général en ladite cour, le 23 août 1625, par lequel défenses auraient été faites aux médecins du Collége de ladite ville, de recevoir aucunes personnes pour exercer la médecine en icelle, qu'au préalable ils n'eussent fait preuve de leur suffisance, capacité et expérience par examen ou autre acte public, et enjoint aux médecins dudit Collége de garder nos ordonnances en la réception des médecins, dont aurait été dressé Statuts par deux commissaires de ladite cour, en présence des anciens médecins qui auraient été registrés en icelle en ladite année et observés, en sorte que nous et le public en sommes entièrement satisfaits; pour laquelle considération et des services que les médecins du Collége de ladite ville rendent de jour en jour gratuitement aux pauvres d'icelle, à l'hôpital et aux gens de guerre estropiés, les rois nos *prédécesseurs* et nous leur aurions accordé plusieurs beaux priviléges, et entr'autres l'exemption des gardes des portes, guet, contributions, et logement de gens de guerre, *dont ils ont joui de tout temps*, fors la présente année; occasion que lesdits médecins du Collége de ladite ville auraient eu recours à nous, et très humblement fait supplier leur accorder la confirmation de l'établissement de leurdit Collége, priviléges, Statuts et exemptions à l'instar de nos villes d'Orléans, Grenoble, Lyon et autres villes de notre royaume;

savoir faisons que, désirant, par les considéra-
tions susdites, favorablement traiter lesdits exposants, nous avons, suivant et conformément
à l'arrêt de notre conseil du 6 de ce mois, ci-at-
taché sous le contre-scel de notre chancelier,
voulu et ordonné, voulons et ordonnons et nous
plaît que les Statuts desdits exposants registrés
audit Parlement de Rouen le 23 août 1625,
soient exécutés suivant leur forme et teneur, et
qu'ils jouissent de tels et semblables priviléges
et exemptions qu'ils ont joui par le passé, et dont
jouissent ceux de leur qualité èsdites villes de
Lyon, Grenoble, Orléans et autres de ce royaume.
Si donnons en mandement à nos amés et féaux
les présidents et conseillers par nous commis
pour tenir notre Parlement de Rouen et à notre
cour des Aides de Paris, pour tenir notre Cour
des Aides dudit Rouen, bailli dudit lieu, ou son
lieutenant, et à tous autres nos justiciers et officiers qu'il appartiendra, que ces présentes ils fassent registrer, et du contenu en icelles ils fassent,
souffrent et laissent les exposants et leurs successeurs médecins dudit Collége jouir et user
pleinement, paisiblement et perpétuellement,
cessant et faisant cesser tous troubles et empê-
chements au contraire. Car tel est notre plaisir,
et afin que ce soit chose ferme et stable à toujours, nous avons fait mettre notre scel à cesdites

présentes; le tout nonobstant clameur de haro , charte normande et lettres à ce contraires. Donné à Saint-Germain-en-Laye , au mois de mars de l'an de grace 1640 , et de notre règne le 30ᵉ. Signé Louis. Et sur le repli , par le roi, signé Philippeaux, un paraphe. Visé et scellé en marge d'un grand sceau de cire verte et sur ledit repli est écrit : registré ès registres de la cour , pour y avoir lieu et être exécutés selon leur forme et teneur. A Rouen , en Parlement , la grande chambre, tournelle et édit assemblés , ce 9ᵉ jour d'août 1651. Signé Vaignon , un paraphe.

1670.

Lettres patentes du roi Louis XIV , pour la même confirmation.

LOUIS, par la grace de Dieu , roi de France et de Navarre , à tous présents et à venir , salut. Nos chers et bien aimés les médecins du Collége établi en notre ville de Rouen nous ont fait re-montrer que, depuis que le feu roi notre très honoré seigneur et père avait , par ses lettres patentes du mois de mars 1640 , conformément à l'arrêt du Conseil, du 6 du même mois , ordonné que les Statuts des exposants, registrés en la cour du Parlement de Rouen, fussent exécutés selon leur forme et teneur, et qu'ils jouissent de tels et semblables priviléges et exemptions dont ils ont joui par le passé, et dont jouissent ceux de leur qualité ès villes de Lyon, Grenoble, Orléans et autres de ce royaume; les exposants, pour se rendre plus dignes de cette grâce, ont *assiduellement* et gratuitement rendu le service de leur profession par députation de chaque mois, aux pauvres du Bureau de ladite ville, à la satisfaction des habitants d'icelle et de ladite Cour de Parlement de Rouen, de sorte qu'icelle secondant à nos bonnes intentions, de l'autorité que nous lui avons commise, aurait, en exécution des arrêts de notre Conseil, réduit à deux seulement le nombre des médecins faisant profession de la religion prétendue réformée, et iceux exclus du décanat dudit Collége, et ordonné que leur agrégation se fera désormais publiquement, et cela par trois arrêts de ladite Cour, des 5 juin 1663, 7 février 1664 et 4 décembre 1669, lesquels priviléges les exposants nous auraient très humblement fait supplier de confirmer. A ces causes, voulant très favorablement traiter les exposants dans l'exercice de leur profession, si nécessaire au public, et prévenir toutes les contestations qui pourraient survenir contre l'exécution desdits arrêts; de l'avis de notre

Conseil et de notre grâce spéciale, pleine puissance et autorité royale, nous avons approuvé, confirmé et autorisé, confirmons, approuvons et autorisons lesdits articles, Statuts et règlements et lettres patentes données par le feu roi notre très honoré seigneur et père, ensemble lesdits arrêts de notre cour de Parlement de Rouen, lesdits jours 5 juin 1663, 7 février 64 et 4 décembre 69. Voulons et nous plaît qu'ils soient gardés et observés selon leur forme et teneur, sans qu'il y soit contrevenu, sur les peines y portées, pourvu qu'il n'y ait rien de contraire à nos ordonnances. Ce faisant qu'aucun postulant médecin faisant profession de la religion prétendue réformée, ne pourra être reçu dans ledit Collége tant qu'il y en aura deux de ladite religion prétendue réformée auxquels nous avons enjoint et enjoignons de suivre et observer ponctuellement ce qui leur est ordonné par leursdits Statuts, touchant les avis qu'ils doivent donner aux catholiques malades de maladies aiguës, pour l'assurance de leur conscience. Voulons qu'à l'avenir les disputes des prétendants à l'agrégation au Collége des médecins de ladite ville soient faites publiquement, pour en être usé par les médecins dudit Collége suivant leurs Statuts, et qu'à cette fin seront les thèses, pour susdites disputes, affichées aux carrefours de ladite ville huit jours

auparavant; défendons aux médecins dudit Collége, en cas de vacances du décanat d'icelui, d'y
admettre aucun d'entr'eux qui ne fasse profession
de la religion catholique, apostolique et romaine.
Si donnons en mandement à nos amés et féaux
les gens tenant notre Cour de Parlement de Rouen,
bailli dudit lieu, ou son lieutenant et autres qu'il
appartiendra, que ces présentes ils fassent registrer, et de leur contenu jouir et user lesdits exposants pleinement, paisiblement et perpétuellement, à ce faire obéir et contraindre ceux qu'il
appartiendra, et cesser tous troubles et empê-
chements contraires, car tel est notre plaisir; et
afin que ce soit chose ferme et stable à toujours,
nous avons fait mettre notre scel à cesdites présentes, sauf en autres choses notre droit et l'autrui
en toutes, nonobstant clameur de haro, charte
normande et lettres à ce contraires. Donné à
Saint-Germain-en-Laye au mois de juin, l'an de
grâce 1670, et de notre règne le 28ᵉ. Signé Louis.
A côté est écrit : registré au greffe des expéditions
de la chancellerie de France, par moi conseiller
secrétaire du roi, greffier des expéditions à Paris,
ce 28 juin 1670. Signé Bouchot, avec un paraphe,
et sur le repli est écrit : par le roi, signé Philippeaux, avec un paraphe. Visa Séguier, pour servir
aux lettres de confirmation des priviléges des
médecins de Rouen, et scellé en marge d'un grand
sceau de cire verte.

MARDI 1ᵉʳ JUILLET 1670.

Les maladies graves ne pressant les médecins de trop de travail, on invite aux séances les chirurgiens et les apothicaires, pour rétablir la concorde, relativement à l'affaire de Questier contre Grouchy et Delagrange.

On invite les assistants à ne jamais laisser échapper l'occasion d'être charitables envers les pauvres, et de les traiter gratuitement aussi bien que les malades payants.

MARDI 8 JUILLET 1670.

Les chirurgiens et apothicaires, convoqués par le vétéran Lepigny, se rendent à la séance, et déclarent qu'ils ne transgresseront jamais les ordres des médecins, qu'ils désirent voir déférer au doyen ceux qui, sous le voile de l'anonyme, dénoncent leurs collègues, que leur faute soit discutée devant lui doyen, signalée au procureur du roi, punie d'une amende pécuniaire, et que le membre convaincu de ce délit soit privé de sa charge.

Ensuite, le même Lepigny demande que, pendant la suspension de ses fonctions, le syndicat soit prorogé jusqu'à une autre élection.

Samedi 19 Juillet 1670.

Convocation du Collége pour examiner la thèse
de Ferdinand Mendez; après avoir corrigé les
fautes d'impression, on demande qu'il plaise à
M. le premier président, à qui est dédiée cette
thèse, de fixer un jour pour qu'elle soit soutenue. Les propositions défendues par Mendez
sont celles-ci : La guérison des écrouelles par
une main royale est naturelle. — La semence de
l'homme peut former la mole aussi bien que le
germe vital. — Il faut réformer cette assertion
d'Hippocrate et Galien : *que le feu, l'air, l'eau, la
terre, sont des éléments, attendu qu'ils sont des
composés chimiques* comme le sel, le soufre et le
mercure. Il est inutile de dire que le Collége condamne ces propositions.

Lundi 4 Aout 1670.

Le Collége décide que, désormais, les membres
agrégés devront, avant de soutenir leur thèse,
payer un droit de 60 livres tournois, à quoi est
astreint, le premier, Ferdinand Mendez.

12 et 13 Aout 1670.

Argumentation contre la thèse de Ferdinand
Mendez dans la grande salle des Carmes, le pre-

6

mier jour en présence du premier président du Parlement, accompagné de trois autres présidents et de quelques-uns des plus importants conseillers, et un concours nombreux des autres ordres. La discussion terminée, après l'autorisation du doyen du Collége, la proposition suivante est soumise au candidat : Un homme de trente-cinq ans, d'un tempérament bilieux et mélancolique, est affecté, depuis trois ans, d'une maladie de la terminaison du gros intestin, accompagnée fréquemment de douleurs cruelles dans les bras, et qui en paralysent le mouvement; le candidat déclare que, suivant lui, cet homme est atteint d'une maladie scorbutique, et non d'une colique des peintres, parce qu'il a souvent observé des cas semblables chez les scorbutiques. Après avoir parfaitement répondu à toutes les questions, satisfait préalablement au paiement du diplôme, souscrit aux Statuts du Collége et prêté le serment d'Hippocrate, le candidat est proclamé membre du Collége.

MERCREDI 27 AOUT 1670.

A la séance sont présents trois porteurs de pouvoirs des pharmaciens, et six chirurgiens appelés au même titre par le doyen, qui leur demande si beaucoup de leur ordre n'ont pas administré des remèdes sans ordonnances de médecins, de leur autorité privée, et contre les règlements établis.

Les chirurgiens répondent que ceux qui se sont conduits ainsi, peuvent être blâmés par le Collége, traduits devant les tribunaux et frappés d'une amende pour les forcer à remplir désormais leurs devoirs, sans que l'ordre des chirurgiens prétende leur prêter secours en quoi que ce soit.

Même réponse est faite par les fondés de pouvoirs des pharmaciens; ils demandent qu'à partir de ce jour, tous les différends et conflits survenus entre les trois ordres soient complètement oubliés; mais que ceux qui, désormais, seraient repris, reçoivent le juste châtiment indiqué par les chirurgiens; que chacun reste dans la spécialité de son art (*n'engage pas sa faulx dans une moisson qui ne lui appartient pas.*)

Lecture est donnée des Statuts par Ferdinand Mendez, et, chacun, à son tour, vient prêter serment d'y obéir avec fidélité[1].

Jeudi 2 Octobre 1670.

Le doyen entretient le Collége d'une dysenterie épidémique et de beaucoup de cours de ventre

[1] Ce procès-verbal, signé par Nourry et Ferd. Mendez, indique l'importance de ce nouveau membre déjà revêtu des fonctions de *secrétaire de fait*.

qui règnent dans la ville pendant ce mois, ainsi que de nombreuses fièvres peu graves, entraînant rarement la mort *contre l'ordinaire*.

Me Georges Questier annonce avoir été assigné pour outrages devant la communauté des chirurgiens, par Adrien de Grouchy, mais comme François Lebaron père, témoin très digne de foi, est absent, la cause est renvoyée à une autre séance pour faire une enquête plus exacte, jusqu'à ce que le témoignage de Lebaron permette de délibérer.

Le Collége déclare qu'il est dû des honoraires aux médecins chargés d'examiner les pharmaciens et chirurgiens.

L'un des membres, Lechandelier, qui a rempli les formalités envers le Collége, demande si, suivant l'habitude de son ordre, on célèbrera le banquet habituel de l'année sociétaire, attendu qu'Hénault, l'année précédente, en avait été empêché par suite d'affaires judiciaires. Le banquet aura lieu.

LUNDI 24 NOVEMBRE 1670.

Sur un arrêté de l'intendant, le Collége est convoqué pour délibérer sur le procès de Questier et de Grouchy, et sur l'impôt de 42 livres tournois à établir sur les chirurgiens qui désirent

se faire recevoir. Le doyen et Lepigny sont chargés de soutenir, devant toutes les juridictions,
même devant le grand Conseil, les intérêts du
Collége, et de déclarer qu'agissant en vertu d'un
ordre du roi, ils doivent recevoir des honoraires
pour assister aux examens des chirurgiens.

Vendredi 28 Novembre 1670.

Par suite de ce procès, intervient un arrêt
de l'intendant, qui, non-seulement fait défense
aux médecins d'exiger aucune rétribution des
chirurgiens pour leur réception, mais encore fait
appel à tous les chirurgiens de la ville, reçus suivant ce mode, pour les contraindre à réclamer
la restitution d'un impôt arbitraire et indûment
perçu.

Vendredi 2 Janvier 1671.

Après les salutations et compliments de nou
velle année échangés entre les membres, le doyen
déclare avoir reçu des lettres non-seulement de
plusieurs docteurs en médecine exerçant dans la
province, mais encore des doyens des Colléges
de Lyon et d'Orléans, lesquels déclarent qu'eux
ne voulant recevoir aucuns honoraires pour la
réception des chirurgiens, ils exhortent le Collége

de Rouen à ne pas persister dans cette voie vénale, mercenaire et honteuse. Le Collége, en
conséquence, décide qu'on surseoira à toutes
poursuites jusqu'à ce que les médecins de l'Université de Paris aient jugé définitivement cette
question.

Jean Nicole Desfonteines, docteur de l'Université de Montpellier, demande l'agrégation;
mais comme il n'a rempli aucune des formalités
en usage, sa réception est renvoyée après la fête
de Saint-Vincent (22 janvier.)

SAMEDI 24 JANVIER 1671.

Picot est élu pour deux ans syndic du Collége,
en remplacement de Questier.

On choisit le sujet de thèse à donner à Desfonteines, qui a subi d'une manière remarquable
ses diverses épreuves. La question suivante lui
est échue : *La médecine rationnelle peut elle admettre dans le traitement du catharre, la nouvelle
méthode d'Helmont par la saignée ?*

JEUDI 2 AVRIL 1671.

Le doyen demande s'il est permis à un récipiendaire, comme l'a fait Desfonteines, de soutenir une opinion non orthodoxe, dit-il, mais *ka-*

kodoxe, à l'occasion de la doctrine d'Helmont, qui, contraire à celle d'Hippocrate et de Galien, est déclarée dangereuse pour l'état. Le Collége, en masse, censure une opinion opposée à l'expérience des siècles, attendu qu'en médecine comme en religion, les principes constants doivent rester invariables, comme étant le salut des malades ; qu'un Collége est institué pour défendre les saines doctrines.

Lundi 4 Mai 1671.

Le Collége convoquera pour les 15 et 16 de ce mois, afin de combattre les propositions paradoxales de Desfonteines.

15 et 16 Mai 1671.

Me Jean Nicole Desfonteines soutient sa thèse contre 13 membres du Collége.

On lui donne ensuite, pour le lendemain, cette question pratique à résoudre :

Un homme de 60 ans, atteint de difficulté d'uriner, éprouve quelque soulagement en rendant des gaz intestinaux ; quelle est la cause de sa dysurie ?

MERCREDI 1er JUILLET 1671.

Nourry et Porrée sont chargés de se rendre auprès du premier président pour obtenir du Parlement l'entérinement des lettres patentes accordées au Collége l'année précédente.

On décide que les séances auront lieu, pendant ce mois, de trois à cinq heures d'après midi, et que la première sera consacrée à l'étude de la variole et des maladies éruptives.

Desfonteines lit les Statuts du Collége et prête le serment accoutumé. Sur son droit de réception, il sera pris 20 livres tournois, dont une partie sera destinée au soulagement des malheureux atteints de l'épidémie dans *le Romois*, et à laquelle on ajoutera les fonds destinés au banquet du Collége.

On décide qu'un charlatan nommé Favières, sera interpellé sur les titres qu'il possède d'exercer la médecine à Rouen, et que, si la réponse n'est pas convenable, il sera déféré aux procureurs généraux pour y être poursuivi conformément à la loi.

VENDREDI 2 OCTOBRE 1671.

La séance qui devait être consacrée à l'étude de la dysenterie régnante dans la ville, est renvoyée, pour plus de commodité, après les premiers jours de novembre, pour savoir quels seraient les moyens d'arrêter cette épidémie.

(NOURRY.)

MARDI 13 OCTOBRE 1671.

Réconciliation entre Boujonnier, Duperray et Houppeville. (Pour le doyen, LEBARON.)

MARDI 3 NOVEMBRE 1671.

Conformément à l'usage, et sur la demande du Collége des médecins, Barrassin est désigné pour professer le cours d'anatomie. (Pour le doyen, LEBARON.)

MARDI 10 NOVEMBRE 1671.

Une commission composée de Nourry, doyen, de Lepigny et Picot, anciens doyens, et de Nicolas Gilbert, se rend auprès du premier président, pour le féliciter sur son heureux retour de Paris, et en reçoit une réponse des plus gracieuses. (Pour le doyen, LEBARON.)

LUNDI 14 DÉCEMBRE 1671.

Vu la mauvaise santé de Lepigny, la question sur la paracentèse et la saignée dans l'hydropisie, avait été renvoyée au mois suivant. Aujourd'hui cette question est savamment et élégamment discutée en présence d'une assemblée nombreuse des membres du Collège.

SAMEDI 2 JANVIER 1672.

Après le salut d'usage, on décide qu'au doyen seul appartient le droit d'examen des candidats chirurgiens et barbiers. (Pour le doyen, LEBARON.)

LUNDI 18 JANVIER 1672.

Le doyen Nourry, Lebaron père, Lepigny, Picot, Barrassin et Gilbert se rendent auprès de l'archevêque nouveau, ancien évêque de Séez, pour lui présenter leurs hommages. Le doyen, dans une allocution élégante, se rend l'organe du respect de ses confrères, et le prélat y répond d'une *manière aimable* (LEBARON.)

MARDI 26 JANVIER 1672.

L'ordre du jour est l'élection d'un doyen et d'un syndic, en remplacement de Lepigny. Le doyen fait connaître que , *par ministère d'huissier,* il vient de recevoir une opposition de Boujonnier à ces deux élections ; mais, attendu que la teneur de cette opposition n'est pas présentée suivant la forme voulue, on passe outre. Mayer est nommé *syndic* par le doyen, et ce choix est ratifié par les membres présents. (LEBARON.)

VENDREDI 1er AVRIL 1672.

Comme en ces premiers jours du mois , on n'observait *chez le peuple* aucune maladie grave , le Collége , pour remédier *à cette plaie* de chirurgiens , de pharmaciens , et de *cette espèce* d'hommes qui pratiquent *impunément* dans la ville la médecine avec la licence *la plus effrénée*, propose d'adresser une supplique à la haute cour du Parlement , pour lui signaler *les abus si dangereux* à la santé publique, et réclamer contr'eux une punition sévère et exemplaire. (LEBARON.)

MARDI 12 AVRIL 1672.

Le doyen donne connaissance d'un édit du Conseil du Roi, par lequel David de Caux , médecin de la Faculté de Montpellier, a obtenu l'autorisation d'exercer la médecine à Dieppe , lequel, examiné par quatre médecins de Paris , Brayer , Perrault , Renaudot et Peylon a été reconnu digne de faire partie du corps, et demande aujourd'hui l'agrégation au Collége, *sans être soumis aux actes probatoires ordinaires*. L'avis unanime des membres du Collége est que, désormais, pareille chose ne doit pas se renouveler, et qu'on ne peut prêter les mains à ce décret. (LEBARON.)

LUNDI 18 AVRIL 1672.

Picot, l'un des ex-doyens, est désigné pour se rendre à Paris, et obtenir le rapport du décret concernant de Caux, tant au nom du procureur général qu'au nom du Collége.

VENDREDI 1er JUILLET 1672.

Le Conseil est convoqué pour recevoir communication du résultat des démarches de Picot.

VENDREDI 19 AOUT 1672.

On nomme, pour suivre cette affaire à Paris, Noël avec Picot, et on lui compte 240 livres pour ses frais.

LUNDI 3 OCTOBRE 1672.

On s'occupe des moyens de trouver l'argent nécessaire pour l'affaire de de Caux ; Noël dit qu'il ne fera jamais mieux que Picot, qui, en peu de jours, a pu approcher du Roi pour cette affaire de laquelle dépend l'existence du Collége. Houppeville promet spontanément que si les 240 liv. ne suffisent pas à Noël, il suppléera à ce qui manquera. Il demande que, si l'on n'obtient pas justice, on insiste sur la révocation du magistrat qui a ordonné la mesure. Confié aux soins de Lhonoré. (LEBARON.)

LUNDI 2 JANVIER 1673.

Après les salutations et compliments adressés par le doyen à tous ses collègues, Picot demande la parole pour communiquer le résultat de ses démarches auprès du Roi. Letellier, en ce moment hémiplégique, l'a renvoyé, pour avoir un mémoire, à M. de Montausier, et a promis de l'examiner après sa convalescence. Montausier a déclaré ne pouvoir se mêler de l'affaire à moins de 520 liv. pour ses dépenses; 240 liv. seront payées par Lebaron, et autant par Noël, qui se sont offerts d'eux-mêmes à fournir cette somme. (LEBARON.)

LUNDI 30 JANVIER 1673.

Après cinq jours d'une péripneumonie, emportant avec lui les regrets universels de la ville et

du Collége, est mort Mᵉ Louis Nourry, doyen.
Pour assister à ses obsèques, les membres catholiques du Collége se sont réunis à la demeure de
Lebaron père, qui, conformément au décret du
Parlement et au diplôme royal, devait remplir
les fonctions de doyen, jusqu'à ce que l'élection
lui vint adjoindre un membre plus jeune, pour
gérer avec lui les affaires du Collége. Lebaron,
dans une oraison funèbre remarquable, a rappelé
les qualités et la renommée du défunt, sa piété
connue, sa charité envers les pauvres, sa bienveillance envers tous. Comme le plus jeune des
syndics, Picot propose le remplacement immédiat
de Nourry. Mᵉ Robert Barrassin est élu le plus
jeune des doyens (LEBARON.)

VENDREDI 24 FÉVRIER 1673.

Picot donne lecture d'une lettre de M. Les-
tainthaut, par laquelle il annonce le départ du
Roi vers les ides (13) d'avril ; le mémoire du
Collége a été remis aux mains de M. de Château-
neuf ; on décide que Picot se rendra, pour la
troisième fois, auprès du Roi, et, qu'en son absence, ses fonctions seront provisoirement remplies par Barrassin. Sur le refus de ce dernier,
qui fait valoir sa mauvaise santé comme excuse,
Lhonoré est investi de ce pouvoir.

Lebaron, doyen, Lepigny, Barrassin et Gilbert, sont nommés pour s'occuper des détails du monument à élever à Nourry. Les commissaires acceptent cette mission. (LEBARON.)

MARDI 28 FÉVRIER 1673.

Houppeville promet à Lhonoré, nommé à la place de Barrassin pour se rendre auprès du Roi, 240 livres pour les frais de voyage, et pour le dîner de saint Luc. (LEBARON.)

MARDI 28 MARS 1673.

Convocation pour examiner les propositions de Me Jacques Congnard, pharmacien de Rouen, sur les meilleurs moyens de préparer les thériaques préférables à ceux indiqués d'après le procédé d'Andromaque, les pharmaciens ne voulant rien changer à ce procédé, qui date de 1652. Malgré l'avis de Galien et de quelques médecins, tant anciens que modernes, l'arrêté suivant est pris par le Collége :

Décret concernant la préparation de la thériaque : Sur la proposition de Me Jacques Congnard, pharmacien de la ville de Rouen, le Collége des médecins de cette ville décide, de son autorité, que désormais les pharmaciens de Rouen, actuellement en exercice, et ceux qui viendraient s'y établir, devront se conformer, pour la préparation de la thériaque, au procédé de Me Congnard, qui a pour but et résultat de la rendre plus parfaite.

1. Les trochisques scillitiques extraits de la poudre de scille, la pulpe de persil du Liban cuite seront préparés avec le cœur, et en rejetant les premières enveloppes; on ajoutera la racine de dictame blanc pulvérisée *soixante fois*, avec du vieux cerfeuil.

2. On substituera les chairs seulement avec le cœur et le foie des vipères desséchées à l'ombre et réduites en poudre, avec un soin extrême, aux trochisques de vipères des anciens.

3. Ajouter le reste des parties de thériaque à la dose indiquée par l'auteur du magma.

4. L'opium pur ne sera pas ajouté à cette préparation, mais avec de l'eau de pluie distillée et de l'esprit-de-vin.

5. Pour prouver qu'on n'ajoute aucune autre substance, la préparation devra en être faite devant tout le monde, car quelques-uns donnent :

6. Pour baume, de l'huile de noix muscade, exprimée suivant l'art.

Les sophistications habituelles sont les suivantes :

7. Au lieu de baume, du baume d'aloès.

8. Au lieu de baume de fenu-grec, du cubèbe.

9. A la place de styrax en larmes, la plus grande partie de styrax commun falsifié, et de la résine préparée avec de l'esprit-de-vin.

10. L'hypociste et l'acacia sont dissous avec des ordures et sans précaution, et évaporés après le filtrage, jusqu'à consistance d'extrait.

11. La calamine est employée crue et non brûlée, d'après la méthode des anciens.

12. Pour rendre la préparation plus complète, la gomme pure et en larmes doit être préparée par le procédé des anciens.

13. Le miel, avec addition de vin, écumé.

14. Le vin de Canarie; le meilleur qu'on reçoive en ce pays, doit être employé. (LEBARON.)

MERCREDI 12 AVRIL 1673.

Par suite du retard apporté aux réunions par les fêtes de Pâques, dans les premiers jours du mois, le Collége est convoqué ce jour seulement. On donne lecture des lettres d'Honoré à Picot, présentement à Paris. Celui-ci demande avec empressement qu'on lui envoie de l'argent. D'un consentement unanime, on décide que chaque membre souscrira pour la somme de 20 livres, mais à la condition expresse que cette somme sera restituée à chacun par le paiement de *l'honoraire* d'Hénault, et pour le dîner du jour de saint

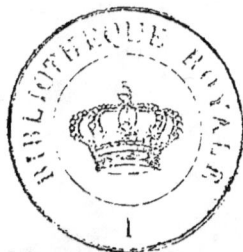

7

Luc, laquelle somme devra être payée par chaque membre, sous peine d'exclusion du Collége et des consultations médicales. (LEBARON.)

MARDI 18 AVRIL 1673.

Pour se conformer au *décret* ci-dessus, le Collége prononce l'exclusion d'un an contre Jacques Boujonnier, qui s'est permis des outrages contre tous et chacun des membres qui avaient pris part à cette délibération.

JEUDI 20 AVRIL 1673.

Boujonnier adresse au doyen et au syndic une assignation, par ministère de l'huissier *Boette*, de comparaître samedi prochain devant les juges. Le Collége décide qu'on se rendra près du procureur du Roi et des juges, pour leur recommander cette cause importante.

LUNDI 24 AVRIL 1673.

On donne lecture des lettres adressées au doyen par Lhonoré, qui déclare avoir gagné la cause du Collége près du Haut-Conseil, que la sentence a été confirmée par le Roi lui-même, et de laquelle il résulte que le procès, élevé à l'occasion de Decaux, est renvoyé au jugement du Parlement de Rouen.

Il demande encore 250 livres. (Lebaron.)

Mardi 9 Mai 1673.

Pour satisfaire au décret sur la préparation de la thériaque, le doyen appose, sur un grand vase ou demi tonneau muni de son couvercle, le sceau du Collége, pour que personne ne puisse changer la préparation indiquée par Congnard.

Jeudi 18 Mai 1673.

Le jeudi 18 mai, le Collége étant assemblé, « s'est présenté Me Jean-Baptiste Porrée, un des anciens dudit Collége, lequel a dit qu'après la mort de Me Nicolas Housset, doyen de ladite compagnie, Me David des Essarts, le suivant immédiatement selon l'ordre de sa réception, et ainsi ayant dû lui succéder à la charge de doyen d'âge ou de président dudit Collége, il serait arrivé que M. le procureur général aurait eu avis que ledit sieur Des Essarts, faisant profession de la religion prétendue réformée, ne pouvait y présider, suivant la déclaration du Roi du mois de février 1669, et qu'ainsi Me Louis Nourry, reçu

après ledit sieur Des Essarts devait occuper cette
place. Ensuite de quoi, mondit sieur le procureur
général en ayant baillé son réquisitoire à la Cour,
il serait intervenu arrêt du 4 décembre 1669,
portant que ledit sieur Nourry ferait la fonction
de ladite charge au préjudice dudit sieur Des
Essarts, lequel se serait retiré du Collége après
les protestations à ce nécessaires, mais comme le
décès dudit Me Louis Nourry serait arrivé quelque temps après, et que ledit sieur Des Essarts
ne voulant plus se rencontrer à la compagnie,
il écherrait audit Me Jean-Baptiste Porrée, selon
l'ordre de son agrégation, de remplir la charge
de doyen ou président du Collége. Cependant,
Me François Lebaron, lequel le suit en ordre,
ne lui ayant pas voulu céder ce droit, fondé sur
l'arrêt du Parlement qui lui en empêchait la
possession, comme faisant profession de ladite
religion, il aurait aussi fait ses protestations de
s'en pourvoir en temps et lieu, et par devers qu'il
appartiendra, sans pourtant avoir dessein d'abandonner ledit Collége, dont il a eu toujours à
cœur la gloire et la conservation, se proposant
d'assister à toutes ses délibérations, sans tenir
néanmoins aucun rang, n'y pouvant obtenir celui
que son âge et l'ancienneté de son agrégation lui
devaient donner légitimement, sans que cela
puisse lui préjudicer à l'avenir, demandant acte

de tout ce que dessus audit Collége, pour lui servir ce que de raison. » (LEBARON.)

SAMEDI 1er JUILLET 1673.

Visite au Président du Parlement, relative à l'affaire Decaux.

VENDREDI 18 AOUT 1673.

Boujonnier demande à rentrer en grâces près du Collége qu'il a injurié, mais on remet la délibération sur cet objet à une autre séance.

MERCREDI 4 OCTOBRE 1673.

L'affaire de Boujonnier est encore renvoyée à une autre séance. (LEBARON.)

LUNDI 2 AVRIL 1674.

Vu l'absence du doyen, n'ayant pas tenu de séance pendant le mois de janvier, le Collége est convoqué. Me Georges Questier, le plus ancien des membres, remplace le doyen.

Il est convenu qu'on se rendra auprès du premier Président, pour le supplier de faire au Collége remise des frais dans le procès de Decaux. (LEBARON.)

Lundi 2 Juillet 1674.

Défense est faite par le Parlement de recevoir, à l'avenir, membre du Collége, *aucun médecin professant le culte de la religion réformée.* (Le-baron.)

Lundi 1ᵉʳ Octobre 1674.

Le doyen fait deux propositions, 1° que le surplus de la somme destinée au banquet de saint Luc soit affecté au paiement des frais du procès; 2° que Mᵉ Poitou, qui exerce la médecine à Darnétal, puisse faire partie du Collége au bout de deux ans. Plusieurs membres prétendant que Darnétal n'est pas un faubourg de la ville, et qu'aucun médecin de campagne n'a été jusqu'à présent agrégé, Mᶜ Poitou est engagé à présenter un mémoire sur lequel le Collége délibérera.

Samedi 10 Novembre 1674.

Le président donne lecture d'un mémoire adressé par un chirurgien de faubourg, nommé Lettru, qui réclame son appui dans le procès à lui intenté par les chirurgiens de la ville; la cause de ce procès vient de ce qu'une personne atteinte de maladie vénérienne est morte dans la propre maison dudit Lettru, sans qu'il ait appelé de chirurgien de la ville.

Il est décidé que le Collége n'étant intéressé en aucune manière à cette affaire, que l'avocat des chirurgiens prétendant que Lettru devait être condamné parce que les chirurgiens doivent avoir le traitement exclusif des maladies vénériennes, en tant qu'elles sont externes, tandis que le traitement interne appartient aux médecins, on ne s'occupera pas de cette affaire.

On fait passer sous les yeux des membres un catalogue descriptif de tous les médicaments composés, que les apothicaires ont dans leurs officines. A cette occasion, Porrée demande ce qu'est devenu le travail de la Commission chargée de proposer un code pharmaceutique qu'on lui a promis; pas de réponse. (LEBARON.)

CALENDES DE JANVIER 1675.

Les membres se souhaitent une heureuse et favorable année à chacun, la préservation de toute épidémie dans la ville, et de toute espèce de dissentiment dans les discussions.

SAMEDI 26 JANVIER 1675.

Le Collége est convoqué pour l'élection d'un syndic, en remplacement de Barrassin; l'unani-

mité des suffrages appelle à ce poste Noël Le-
fournier Duperray.

AVRIL 1675.

Pas de séance, les membres n'étant pas en nombre pour délibérer.

SAMEDI 25 MAI 1675.

Le Collége reconnaît, mais trop tard, qu'il a
eu tort de ne pas défendre la cause de Lettru,
puisque l'avocat des chirurgiens a eu la témérité
de soutenir qu'aux seuls chirurgiens appartenait
le droit de traiter les maladies vénériennes, *ce
qui n'était pas permis aux médecins.* Le Collége
s'indigne de cette prétention.

CALENDES DE JUILLET 1675.

Questier remplissant les fonctions de doyen
par intérim, communique qu'il a été interpellé
par le procureur du Roi au Parlement, qui a
appris l'ignorance de quelques droguistes et herboristes qui ne suivent pas les règlements établis,
et il charge le Collége de les lui signaler.

CALENDES D'OCTOBRE 1675.

Le banquet du jour de saint Luc n'a pas lieu,
à cause de la disette publique, et de celle du

trésor, par suite du dénuement de quelques membres qui ne peuvent payer leur cotisation, laquelle doit rentrer avant de penser à un banquet. Buquet et Lhonoré sont spécialement chargés d'effectuer ces rentrées. (Lebaron.)

Lundi 18 Novembre 1675.

M⁰ Houppeville demande, appuyé par Barrassin, qu'on recherche l'auteur anonyme d'un mémoire signé par un docteur de la Faculté de Montpellier, qui n'est qu'une satyre dirigée contre Houppeville, à l'occasion d'une lettre sur la génération de l'homme. Dans ce mémoire, rempli de choses absurdes, fausses, calomnieuses, dangereuses, tout semble être écrit pour déshonorer le Collége. Il demande qu'une délibération soit prise à ce sujet. L'avis général est que ce libelle est l'œuvre de Porrée; il faut en référer au doyen sur son contenu, pour demander justice d'une pareille insulte.

Jeudi 2 Janvier 1676.

L'avis du doyen est de commencer le procès contre les droguistes et herboristes au nom des apothicaires. Le Collége ne veut prêter appui à ces derniers que sous condition, celle de les

aider dans le cas où l'argent dû par plusieurs de
ses membres rentrerait au trésor.

Barrassin demande que les commissaires désignés s'occupent immédiatement du libelle plus
haut cité, afin d'en délibérer à la plus prochaine
séance. (LEBARON.)

VENDREDI 17 JANVIER 1676.

Election d'un doyen ou du plus ancien syndic.
Questier n'ayant pu s'occuper encore du procès
des herboristes, l'élection est renvoyée au jour
de la fête de saint Vincent. On décide encore
que les médecins orthodoxes qui seront présents,
porteront désormais la robe et le bonnet comme
les avocats. (LEBARON.)

LUNDI 23 JANVIER 1676.

Le décanat bisannuel de Questier étant expiré,
Picot est nommé pour le remplacer, à cause de
la prudence et du zèle qu'il a déployées dans la
gestion des affaires de l'ordre. Boujonnier s'oppose à cette élection en vertu de son droit d'ancienneté. Il n'est pas fait droit à sa demande.

Il est donné lecture, à haute voix, du libelle
et de l'opinion des quatre commissaires qui,
après avoir donné connaissance de plusieurs pas-

sages qu'ils attribuent à Porrée, déclarent qu'a-
près avoir examiné avec soin le libelle anonyme
écrit en français, et ayant pour titre : *Réponse à la
lettre de monsieur Guillaume de Houppeville*, etc.
ils le considèrent, sous le rapport grammatical,
philosophique et médical, comme honteux et
comme un véritable opprobre pour des hommes
éclairés, mais en outre qu'ils l'ont reconnu *dé-
goûtant*, contre Barrassin et Houppeville, leurs
collègues, hommes probes et savants. En conséquence, ils condamnent le libelle, non-seulement
comme scandaleux, méchant et calomnieux,
mais encore comme honteux au point de vue
littéraire; ils déclarent l'auteur, *quel qu'il soit*,
digne du fouet, et si, ce qu'à Dieu ne plaise, il
était l'œuvre d'un membre même du Collége, il
devrait encourir l'animadversion de ses confrères
et de plus l'exclusion irrévocable du Collége, aux
termes des Statuts. (Signé Lebaron et Duperray.)

Samedi 8 Février 1676.

Assignation est donnée, au nom de Boujonnier, aux deux doyens, de comparaître au tri-
bunal le lundi suivant pour donner les raisons
qui l'ont empêché, lui Boujonnier, d'être nommé
doyen, suivant son droit. (Lebaron.)

Calendes d'Avril 1676.

Buquet et Lhonoré, conformément à leur mission, déclarent que le banquet de saint Luc ne pourra avoir lieu avan₁ qu'il ne soit rentré en caisse 280 livres qui lui sont dues.

On donne ensuite lecture de l'article 16 des Statuts, qui défend aux médecins étrangers de donner des consultations. En conséquence, le Collége déclare que si un médecin du Collége osait se trouver en consultation près d'un malade avec l'un de ces médecins, il encourrait inévitablement l'exclusion du Collége. (Lebaron.)

Calendes de Juillet 1676.

La séance n'a pas lieu, faute d'affaires à l'ordre du jour.

Vendredi après les calendes d'Octobre 1676.

Boujonnier demande excuse d'avoir mis opposition à l'élection du doyen. (Lebaron.)

Mardi 13 Octobre 1676.

Duperray, vice-doyen, déclare qu'hier, dans le Collége des chirurgiens, il a été interrompu

par Grouchy jeune, parent de Félix, premier
chirurgien du Roi, au moment où il interrogeait le premier candidat chirurgien. Son avis
est que le Collége doit intenter un procès à
Grouchy. Il faut demander à Paris et à Caen,
si les médecins ne doivent pas assister et présider aux examens des chirurgiens, et s'ils ne
doivent pas pour ce, recevoir des honoraires, et
s'abstenir jusqu'à la réponse. (LEBARON.)

SAMEDI 7 NOVEMBRE 1676.

La rentrée des fonds étant presque complète,
Lhonoré et Gilbert demandent que le banquet
de saint Luc ait lieu.

SAMEDI VEILLE DES CALENDES DE JANVIER 1677.

Le doyen souhaite à ses nombreux collègues,
santé, bonheur et longue vie; il annonce qu'il y
a trois jours, Lechandelier, l'un des membres du
Collége, a demandé, au nom de Grouchy jeune,
que le lundi suivant, on voulût bien désigner
un membre pour assister à l'examen d'un chirurgien d'Elbeuf. Le Collége répond qu'au doyen
seul appartient ce droit, et qu'un membre qui
se permettrait d'empiéter sur ses prérogatives
devrait être exclu. (LEBARON.)

Vendredi 6 des calendes de Janvier 1677.

On s'occupe de l'injure faite par Grouchy
jeune à l'ordre des médecins tout entier. Duperray annonce qu'à huit heures du matin, il a
fait signifier un exploit, par ministère d'huissier,
de ne point procéder dans la maison de Grouchy
à l'examen d'un candidat, sous peine de nullité.
Chose admirable! avant midi, l'examen était terminé, le chirurgien reçu avec la signature de
Lepigny, et je ne sais quel Cotty, médecin hété-
rodoxe et non agrégé au Collége. Pour cette faute
et cette témérité, Lepigny, qui avait été averti
en temps convenable par un petit billet du doyen,
ne pouvait ignorer qu'il avait violé les décrets
et Statuts du Collége. Pour cette grave infraction,
et malgré les grands services rendus par lui à
l'ordre tout entier, le Collége décide qu'à la prochaine séance et en sa présence, il sera suspendu
pendant un an, privé de ses dignités et fonctions
près du Collége; que, pour avoir manqué à sa
dignité, il ne pourra jamais parvenir à la présidence, à son tour; que, pour avoir voulu recevoir des chirurgiens ou barbiers, sans l'approbation du délégué royal, ledit Grouchy, avec les
syndics et procureurs de l'ordre des chirurgiens,
seront traduits devant les tribunaux. (Lebaron.)

Lundi 8 des calendes de Février 1677.

Le doyen fait observer que trois heures après midi étant indiquées pour la réunion, elle n'a pas été complète à quatre heures, ce qui fait perdre beaucoup de temps. Qu'à l'avenir, ceux qui n'arriveront pas à l'heure précise, soit à cause d'une absence légitime ou par suite de mauvaise santé, soit pour cause d'absence quelconque, devront s'excuser par écrit, sous peine de quinze sols d'amende en faveur des pauvres des hôpitaux.

On décide que Gilbert, absent, continuera ses rédactions en latin, comme il avait commencé.

Duperray est prorogé dans les fonctions de vice-doyen, sur le refus de Me Lechandelier.

Il demande l'exclusion de Questier qui ne peut contenir sa mauvaise humeur et son impatience, et aux injures duquel il est à chaque instant exposé. (Lebaron.)

Lundi, calendes de Février 1677.

Par ministère d'huissier, Levannier signifie au Collége s'opposer à l'élection d'un vice-doyen. (Lebaron.)

Samedi, 6ᵉ jour des calendes de Février 1677.

Si Questier continue à se refuser de paraître aux séances pour donner satisfaction à Duperray, qu'il a injurié, il sera condamné à une peine sévère. (Lebaron.)

Mercredi, 9ᵉ jour des calendes d'Avril 1677.

L'affaire de Levannier est renvoyée.
Désormais l'élection des doyens et syndics se fera au scrutin secret. Lechandelier s'oppose à l'adoption de cette décision. (Lebaron.)

Vendredi, sur-lendemain des calendes d'Avril 1677.

Duperray est prorogé doyen. Lechandelier s'oppose encore à l'élection, attendu que Lebaron remplit bien ses fonctions.

Mardi 8, des Ides d'Avril 1677.

En l'absence de Lechandelier, qui a fait signifier son opposition par ministère d'huissier, la séance est remise. (Lebaron.)

Convoquée pour entendre la communication de l'exploit de Lechandelier, signifié par l'huissier Lecuiller, la séance est renvoyée encore. (LEBARON.)

JEUDI 4, DES IDES DE JUIN 1677.

On donne lecture de la réponse de Lefèvre à l'exploit de Lechandelier qui, depuis deux mois, est dénoncé aux Conseils du Roi. Picot et Duperray sont chargés de faire signifier cette réponse à l'opposant, et de la soutenir devant qui de droit. (LEBARON.)

JEUDI, CALENDES DE JUILLET 1677.

François Poitou, de Vire, demande l'agrégation.

JEUDI, IDES DE JUILLET 1677.

Lettre de Croisy, avocat aux Conseils du Roi, annonçant que la cause de Lechandelier contre le Collége doit venir mardi.

JEUDI 7 OCTOBRE 1677.

Communication de toutes les pièces relatives au procès Lechandelier. (LEBARON.)

8

Mardi, surlendemain des calendes de Novembre 1677.

Envoi d'un délégué à Paris pour la même affaire. (Lebaron.)

Lundi 6 , des ides de Novembre 1677.

La discussion sur l'affaire Lechandelier est encore prorogée. (Lebaron.)

Lundi 13 Novembre 1677.

Sur la proposition du doyen, on déclare que le nombre des membres du Collége étant insuffisant, on devra s'occuper de l'agrégation de messieurs Duval et Poitou. On entendra la thèse et les propositions de chacun d'eux.

Calendes de Décembre 1677.

On argumente la thèse d'agrégation de Duval. (Lebaron.)

Samedi 5 , calendes de Décembre 1677.

Poitou se plaint de ce qu'on lui a préféré Duval, et pour ce, envoie une assignation pour comparaître à huitaine ; on décide qu'on s'entendra avec Lefèvre, avocat du Collége, pour savoir s'il faut s'occuper de cette affaire, et s'il faudra adjoindre un membre au doyen. Comme cette affaire concerne plus particulièrement Duval, on écrira à son adresse pour l'en informer et savoir de lui s'il lui convient de se porter l'adversaire de Poitou. (LEBARON.)

MARDI 7, IDES DE DÉCEMBRE 1677.

Picot, faisant les fonctions de doyen d'âge, annonce que, suivant l'avis de l'avocat Lefèvre qu'on a consulté, c'est à Duval à soutenir le procès contre Poitou. (LEBARON.)

LUNDI 3 JANVIER 1678.

Pour éviter qu'à l'avenir des ignorants ou des gens d'un mérite médiocre fassent partie du Collége, on renouvelle le décret des anciens du 27 août 1653, par lequel la thèse des agrégés devra être soutenue devant les sommités de la cité et ses magistrats. (LEBARON.)

MARDI 25 JANVIER 1678.

Le décanat de Picot étant terminé, on décide que son remplaçant sera nommé au scrutin secret. Barrassin est élu et prête serment suivant la coutume.

Le procès fait par Lechandelier à Desfonteines est terminé. M. d'Ormesson, juge arbitre, le condamne à en payer les frais et même ceux du séjour prolongé du délégué du Collége à Paris. (Lebaron.)

Mardi 1er Février 1678.

Lechandelier ayant accepté sans murmurer la décision d'Ormesson, et s'étant exécuté de bonne grace, est nommé vice-doyen. (Lebaron.)

Mardi 1er Mars 1678.

Hurard, précédemment procureur du Collége, abdique son office en faveur de Groult, et demande l'agrément du Collége pour son successeur. Sa demande est favorablement accueillie. (Lebaron.)

Lundi 7 Mars 1678.

Rien à l'ordre du jour.

Vendredi 18 Mars 1678.

Affaire Duval; choix de la thèse dont on n'indique pas le sujet. (*Voyez*, pour ce sujet, la séance du 1er juillet.)

Vendredi 1er Avril 1678.

Rappel du procès contre les chirurgiens.

Mercredi 18 Avril 1678.

Assignation de Poitou, qui prétend forcer le Collége à le recevoir avant Duval. (Lebaron.)

Vendredi 20 Mai 1678.

L'avocat Lefèvre dissuade le Collége de plaider contre Poitou. On décide qu'on consultera d'autres avocats pour savoir s'ils sont du même avis. (Lebaron.)

Samedi 18 Juin 1678.

Après avoir entendu le plaidoyer de Poitou lui-même, le Parlement renvoie, pour connaître des faits, au procureur-général.

Vendredi 1er Juillet 1678.

Le Collége entend la thèse de François Duval, sur ce sujet : *Dans le vomissement noir des petits enfants, que faut-il préférer, des purgatifs ou des alcalis ?* (Lebaron.)

Lundi 3 Octobre 1678.

Duperray déclare qu'il ne pourra assister aux examens des chirurgiens avant la fête de saint Vincent ; pour éviter tout retard, on le remplace par Lechandelier, vice-doyen, qui siégera à sa place. (Lebaron.)

Mardi 15 Novembre 1678.

Noël se plaint des outrages d'un chirurgien nommé Veyres, qui a colporté partout qu'une plaie traitée par lui (Noël), n'avait pas guéri par suite de son impéritie, et qu'il lui défendait désormais de traiter des sujets du domaine des chirurgiens. Le Conseil, prenant fait et cause pour Noël, charge son doyen de s'entendre avec l'avocat du Collége pour rabaisser l'arrogance de ce chirurgien. (Lebaron.)

(On ignore pour quelle cause existe ici une lacune de *seize années* dans le manuscrit.)

15 Octobre 1694.

Après la mort de Jacques Noël, élu par le Conseil et aux suffrages, à la fonction de *médecin du Roi*, on convoque pour pourvoir à son remplacement. Guillaume de Houppeville est nommé à l'unanimité.

Houppeville donne connaissance de l'acte de privilége du Collége par lequel il lui est concédé qu'on ne pourra recevoir de chirurgiens sans examen préalable. (HOUPPEVILLE.)

1er MARS 1694.

On demande le rétablissement du banquet de saint Luc.

15 MARS 1694.

M. Goutar, de Vernon, demande l'agrégation. Renvoyé aux calendes d'avril. (HOUPPEVILLE.)

9 SEPTEMBRE 1694.

Noël, de Dieppe, demande l'agrégation. Renvoyé aux calendes d'octobre. (HOUPPEVILLE.)

SAMEDI 4 OCTOBRE 1694.

Houppeville étant malade est remplacé par Lhonoré. Mathieu Goutar, de Vernon, demande l'autorisation de soutenir sa thèse d'agrégation. Renvoyé aux calendes de juillet.

Nicolas Saunier est élu à la place de médecin

du Roi; il refuse à cause de sa mauvaise santé, et Germain Lhonoré est nommé à sa place, pour la présente année.

20 OCTOBRE 1694.

Balthazar Néel, de Dieppe, demande l'agrégation. On lui donne, pour sujet de thèse, le suivant : *Y a-t-il, pour les fièvres qui sévissent en ce moment, un seul et unique remède ?*

4 JANVIER 1695.

L'examen de la thèse de Balthazar Néel (envoyée au domicile de chaque membre), est renvoyé à la prochaine séance. (LHONORÉ.)

12 JANVIER 1695.

La thèse de Néél contient des erreurs médicales, philosophiques et grammaticales. Si ces erreurs sont le résultat de fautes typographiques, il faut lui donner le temps de les corriger et de solder la contribution de 3oo livres pour sa réception. En conséquence, la discussion de cette thèse est renvoyée à un autre jour. (LHONORÉ.)

3 Février 1695.

Sur la demande de Néel, il est renvoyé au mois de mars.

Germain Lhonoré donne lecture des Statuts modifiés et corrigés. Ils sont adoptés. (LHONORÉ.)

3 ET 4 MARS 1695.

Réunion solennelle du Collége dans la grande salle des Carmes, en présence du premier président du Parlement, de plusieurs Conseillers et de tout ce qu'il y avait de plus distingué dans les autres ordres ; Balthazar Néel soutient sa thèse et ses propositions. La question, tirée au sort, est la [suivante : *Une hydropisie de poitrine existe chez une femme de cinquante ans, qui souffre d'oppression toutes les nuits ; la dispnée cesse tous les matins ; il arrive un moment où la malade ne peut plus se baisser sans étouffer. Quelle en est la cause ?* Ayant convenablement répondu à toutes ces questions, il est admis, et prête serment aux Statuts de l'ordre.

9 MARS 1695.

Un sieur Delahogue, médecin, est autorisé à se présenter.

21 Mars 1695.

Après avoir donné connaissance des lettres de
réception de Delahogue à l'Université de Caen,
Germain Lhonoré pense, et le Collége adopte
son opinion, qu'il ne peut être admis avant
d'avoir soutenu de nouveaux actes probatoires,
pour l'agrégation, et fait cette déclaration textuelle :

« Le Collége des médecins de Rouen, assemblé, ayant lu et examiné les lettres de docteur
du sieur Delavigne, dit Delahogue, qui ont été
mises ès mains de M. Germain Lhonoré, conseiller
et médecin du Roi, par le ministère de Hingray,
huissier en la chancellerie, le.... de ce mois,
après les avoir examinées, les a trouvées défec-
tueuses et inadmissibles, en ce qu'elles ne sont
point accompagnées de lettres-ès-arts, ni d'aucune
attestation de quatre années d'études en médecine, non plus que des thèses par lui soutenues
publiquement pour obtenir les degrés de bachelier et de licencié, dont les jours ni les dates
n'étant pas spécifiés, c'est une preuve qu'il les
a obtenus *per saltum*, et sans aucun intervalle,
ce qui est contraire aux Statuts des Universités du
royaume. C'est pourquoi le Collége a, tout d'une
voix, arrêté de donner mission audit sieur Lho-

noré, afin de poursuivre l'instance par lui commencée contre ledit sieur Delahogue, pour faire dire que, faute par lui de satisfaire aux conditions ci-dessus, ainsi qu'aux articles des Statuts concernant l'agrégation, dont il lui sera baillé copie, défenses lui seront faites de pratiquer ni exercer la médecine dans la ville de Rouen, ni dans *l'étendue* dudit Collége, à peine de mille livres d'amende, de tous dépens, dommages et intérêts. »

11 Avril 1695.

Cette séance, transportée à ce jour, à cause des fêtes de Pâques, on y invite le sieur Goutar, pour la prochaine séance, à se vêtir *décemment* (en robe) pour venir y prononcer son discours et subir son argumentation.

18 Avril 1695.

Séance extraordinaire relative au procès Delahogue.

4 Juillet 1695.

On ne pourra recevoir Delahogue que lorsqu'au préalable, il se sera fait recevoir maître-ès-arts.

20 Juillet 1695.

Le sieur Delahogue vient de se faire recevoir maître-ès-arts en l'Université de Caen. Son discours a paru faible et indigne d'un homme lettré. On lui donne pour sujet de thèse celui-ci : *Le mercure administré pendant un accès de colique bilieuse, ne donne-t-il pas lieu à une paralysie incomplète ?* Cette thèse sera soutenue à la fin d'août.

3 Octobre 1695.

Delahogue demande à soutenir sa thèse cinq jours après l'époque fixée. On le refuse. A l'unanimité François Gallement est nommé médecin du Roi pour un an.

Ce même jour Goutard, médecin de Vernon, obtient cette question : *Peut-on administrer la racine du Brésil dans la pleuresie et la dysenterie résultant de la suppression des lochies, pendant la fièvre puerpérale ?* Cette question devra être soutenue avant la fête de Noël.

5 Octobre 1695.

Germain Lhonoré et François Gallement, après avoir examiné la thèse Delahogue, n'y

trouvent rien qui puissent blesser les mœurs et
la religion catholique. La majorité des membres
présents décide que le soutien de la thèse aura
lieu les 14 et 15 de ce mois. Sur sa représentation qu'il aurait à peine le temps de faire impri-
mer sa thèse, on lui demande le nom et le domicile de son imprimeur. Il finit par accepter les
jours indiqués.

11 Octobre 1695.

Signification par huissier.

« Cejourd'hui, 4 heures après midi, le Collége
assemblé pour délibérer sur l'opposition formée
par les sieurs Questier et Saunier, aux actes que
doit faire le sieur Delahogue dans la salle des
Carmes, laquelle il aurait communiquée ma-
nuellement à l'huissier, Germain Lhonoré, conseiller et médecin du Roi, année présente, audit
Collége, et fait signifier à M. François Gallement,
docteur agrégé audit Collége, suivant l'exploit
de Hébert, sergent, daté de cejourd'hui, a résolu et arrêté que, sans avoir égard à l'opposition, comme étant sans fondement, et faite par
des particuliers qui n'ont nul pouvoir de le faire,
ledit Delahogue fera ses actes publics audit lieu,
lesdits jours 14 et 15 de ce mois, à laquelle fin, le
Collége prétend décharger ledit sieur Delahogue
de cette opposition ; laquelle délibération lui sera

signifiée aux fins d'y satisfaire, et icelui sommé de se trouver auxdits jours 14 et 15 de ce mois, à l'heure marquée dans sa thèse, audit lieu des Carmes, lui déclarant que le Collége ne manquera de s'y assembler en corps, et que, faute par ledit sieur Delahogue de s'y trouver, ledit Collége prendra son défaut pour une preuve d'incapacité, et comme un désistement de sa prétention à l'agrégation dont il ne se sent pas capable de soutenir les examens. »

13 Octobre 1695.

Séance extraordinaire du matin pour sommer de nouveau Delahogue de ne pas manquer aux jour et heure indiqués, nonobstant l'opposition de Questier et de Nicolas Saunier, dont le procureur du Roi le délie.

14 Octobre 1695.

L'après-midi, après une heure d'attente en séance solennelle, la femme Delahogue a déclaré que son mari est parti pour la campagne, et que, par conséquent, il ne peut comparaître. Le Collége lui fait donner la signification suivante :

« Le Collége des médecins de Rouen assemblé en la salle des Carmes, cejourd'hui 14 octobre 1695, une heure après midi, aux fins de l'agré-

gation du sieur Delahogue, conformément aux
délibérations, lesdits jour et heure marqués et
agréés par ledit Delahogue ; et, en conséquence
de l'ordonnance de M. le lieutenant général, sur
les conclusions de M. le procureur du Roi ; le tout
signifié audit sieur Delahogue ledit jour d'hier,
avec sommation de se rendre auxdits lieu, jour
et heure, aux fins que dessus ; et, après avoir
attendu pendant 3 heures ledit sieur Delahogue,
dans la salle des Carmes, où il s'est trouvé plus
de 3oo personnes de tous états, nous avons requis M. Crespin, sergent, de se transporter de
rechef en la maison dudit sieur Delahogue, pour
l'avertir de venir incessamment dans la salle des
Carmes, où ledit Collége était assemblé ; et, à
son retour, il nous aurait dit avoir parlé à la
demoiselle femme dudit sieur Delahogue, qui
l'aurait assuré qu'il ne viendrait pas, et qu'en
sortant de ladite maison, il aurait vu entrer ledit
sieur Saunier, médecin, *dont* nous avons requis
ledit sieur Crespin de nous délivrer son procès-
verbal, et avons fait lecture de tout ce que dessus
à l'assemblée, après quoi, nous nous sommes
retirés. »

2 Décembre 1695.

« Le Collége des médecins de Rouen, assemblé
ledit jour et an, en la maison du sieur Gallement,

conseiller, médecin ordinaire du Roi, pour délibérer sur le désistement qui a été signifié le 2 dudit mois et an, à la requête du sieur Delahogue, sur le procès pendant en la Cour, entre lesdits sieurs médecins et ledit sieur Delahogue et les sieurs Questier et Saunier.

« Il a été arrêté que, vu le désistement ci-dessus, on ne poursuivrait point à la rigueur ledit sieur Delahogue, et qu'on suspendrait toutes procédures commencées contre lui, que même on ne ferait point appeler la cause pour avoir un arrêt d'acquiescement, pour faire juger les dépens, au moyen de quoi ledit sieur Delahogue s'est soumis et obligé de payer généralement tous les frais déboursés à l'occasion de cette affaire par le sieur Lhonoré, suivant le mémoire qu'il a présenté au Collége, que ledit sieur Delahogue remettra incessamment entre les mains dudit sieur Lhonoré, et, faute par lui d'y satisfaire, il a été résolu que l'on continuerait les suites contre ledit sieur Delahogue, et que l'on poursuivrait l'audience de la Cour, sans aucun délai.

Quant aux sieurs Questier et Saunier assignés, après avoir examiné leur conduite et leurs procédés, tant sur leur opposition que sur tout ce qui a été fait de conséquent à la requête de M. Gambier, leur procureur, sur ladite instance, il a été arrêté, d'une voix unanime, qu'en con-

tinuant les premières délibérations produites audit Gambier, qu'ils ne seront plus appelés aux
assemblées collégiales, et vu l'intelligence qu'ils
ont eu avec ledit sieur Delahogue, il a été aussi
résolu qu'ils n'auraient aucune voix délibérative
pour l'agrégation dudit sieur Delahogue; qu'ils
seraient exclus du Collége, tant par la présente
délibération, que par les procédures que l'on
communique à leur procureur, notification qui
leur sera faite au nom du Collége par le ministère
de Gallement, conseiller et médecin ordinaire du
Roi. »

Delahogue, sur son engagement, est admis
à soutenir et argumenter sa thèse le 26 janvier.

1696.

A partir de ce jour, toutes les fois que l'on élira
un chirurgien royal, une séance aura lieu dans
laquelle le chirurgien sera contraint de faire
des dissections anatomiques, et François Gallement, le discours.

28 JANVIER 1696.

Il a été arrêté que le sieur Delahogue, après
avoir soutenu sa thèse de médecine, ne serait
point admis ni immatriculé audit Collége, vu

son incapacité qui a paru généralement notoire dans toutes les parties de la médecine ; ce dont toute la Compagnie est convenue.

1ᵉʳ MAI 1696.

« La délibération du 28 sera notifiée et signi-fiée audit sieur Delahogue, à ce qu'il ne continue plus à l'avenir de pratiquer la médecine en la ville de Rouen, conformément aux Statuts dudit Collége, aux lettres-patentes, édits, déclarations, arrêts du Conseil, et arrêts du Parlement, et à la sentence rendue contradictoirement avec ledit sieur Delahogue, vu son refus pour incapacité. Le Collége a aussi arrêté que ledit sieur Dela-hogue sera remboursé de la somme de 300 liv. qu'il a garnie en la manière ordinaire pour l'ho-noraire des aspirants à l'agrégation ; pourquoi ledit sieur Gallement lui fera signifier autant de la procédure, délibération, autant de celle du 28 janvier dernier ci-dessus énoncée, pour qu'en exécution de ladite délibération, il se retirera vers ledit sieur Lhonoré, pour recevoir de lui la somme de 300 livres, en lui remettant entre les mains le *recepisse* que ledit sieur Lhonoré lui a baillé lors du garnissement, dont il donne la quittance, suivant qu'il a été arrêté, et que ledit sieur Lhonoré rapportera au Collège à la première assemblée, pour sa décharge. Les lettres présentées par ledit sieur Delabogue lui seront remises entre les mains, et, afin que cette délibération ait son plein et entier effet, ledit sieur Gallement est chargé et autorisé, au nom de la Compagnie, de la notifier aux *gardes apothicaires* et aux chirurgiens royaux, aux fins de dénoncer à leurs communautés, pour ne pas exécuter, chacun en leur profession, aucune des ordonnances dudit sieur Delahogue. »

8 Mai 1696.

Nous, conseiller, médecin du Roi, certifions avoir notifié aux sieurs Questier, Saunier et Delahogue, la délibération du Collège des médecins de Rouen, en date du 7 de ce mois, et à cet effet avoir été exprès chez eux, et laissé à chacun en particulier autant de ladite déclaration que nous avons extraite des registres du Collège.

11 Septembre 1696.

Le Collège assemblé en la manière accoutumée pour délibérer sur ce qui a été remontré par M. François Gallement, conseiller-médecin ordinaire du Roi, qu'il avait cité pardevant M. l'intendant, le chirurgien royal et la communauté des chirurgiens de cette ville, pour faire régler avec eux quelques droits et fonctions de la charge de conseiller-médecin ordinaire du Roi.

« Il a été arrêté que l'on poursuivrait lesdits chirurgiens au Bailliage de Rouen; que M. de Houppeville et Lenoble seraient chargés des poursuites, pour faire assigner devant M. le lieutenant général l'un des chirurgiens jurés royaux, tant pour lui que pour la communauté, et faire toutes les suites et diligences nécessaires pour poursuivre l'instance partout où il appartiendra, jusqu'à ce que tous leurs droits soient réglés, tant pour les discours anatomiques que les rapports, comme aussi pour leurs droits et prérogatives lors de l'examen et la réception des chirurgiens, sages-femmes et autres, et pour voir faire défense aux chirurgiens de faire aucune ordonnance de médecine, ni de la pratiquer directement ou indirectement. »

5 Octobre 1696.

Élection de Desfonteines comme conseiller-médecin du Roi, dont les fonctions commenceront à la prochaine fête de saint Luc.

7 Novembre 1696.

Le Collége des médecins assemblés en la maison de Desfonteines, exerçant cette année la charge de conseiller - médecin du Roi, pour délibérer sur ce que la communauté des chirurgiens aurait marqué au sieur Doduit, aspirant à la maîtrise de chirurgie pour le bourg d'Elbeuf, une heure pour être examiné sans en avoir communiqué audit conseiller, et sans l'avoir invité.

On a été d'avis de présenter requête à M. le Lieutenant-Général, et de lui remontrer que c'est une entreprise des chirurgiens contre les droits de la charge de conseiller - médecin du Roi, qui doit donner l'heure aux chirurgiens pour examiner les aspirants, et qu'il leur doit être enjoint de la venir recevoir de lui.

Sur cette requête, il a été ordonné que, par provision, l'examen serait remis au lendemain deux heures après midi.

Le 12 dudit mois, le Collége fut assemblé, et alla saluer M. le premier président (à l'occasion de son retour), auquel le conseiller-médecin du Roi fit un compliment qui fut favorablement accueilli.

3 Janvier 1697.

Après des compliments réciproques de nouvelle année, il est résolu qu'on poursuivra le procès commencé contre les chirurgiens. MM. de Houppeville et Lenoble seront toujours chargés de donner leurs soins en cette affaire.

On délibère si l'on parlera des lettres de doctorat de M. de Saint-André, qu'on avait mises aux calendes d'octobre entre les mains de M. Lenoble, pour les examiner ; mais, en l'absence dudit sieur de Saint-André, on remet l'examen aux calendes d'avril.

(Suit un passage sans date, et si mal écrit, qu'il est impossible de savoir si Saint-André, qui parait avoir exercé la médecine pendant 22 ans, est digne ou indigne de passer les actes probatoires. Lenoble, qui écrit si mal, a signé très lisiblement.)

13 Avril 1697.

Rien dans cette séance qui soit digne d'être rapporté.

24 Avril 1697.

On lit le mémoire signifié par les chirurgiens. Lenoble est chargé d'y répondre.

6 Mai 1697.

On lit la réponse de Lenoble, qui est trouvée courte, mais convenable, et approuvée de toute la Compagnie qui l'en remercie et le prie de la faire signifier, en attendant les ordres de M. le premier président, qui voulait se donner la peine de concilier les deux ordres, ce que les chirurgiens refusèrent.

22 Aout 1697.

On entend la lecture de la signification faite par les chirurgiens, de la sentence rendue au Bailliage, le dernier jour de juillet. On est d'avis d'en appeler et de présenter requête au Parlement, pour qu'il soit permis, par provision, de procéder incessamment à la reception des aspirants en chirurgie, et au médecin du Roi de faire les premières questions à l'aspirant, et défense aux chirurgiens, tant royaux qu'autres, de l'interrompre, ni de faire nulles demandes que quand il aura fini de parler ; ce qui, ayant été fait sur-le-champ, il a été donné arrêt qui accorde les fins de la requête.

8 Octobre 1697.

On propose l'agrégation en faveur de M. Duvivier, qui a exercé la médecine à Elbeuf pendant plusieurs années, et obtenu à Caen ses grades de maître-ès-arts. Me Néel est chargé d'exa-

miner son mémoire. Le candidat se soumet volontiers aux exigences du Collége et l'en remercie.

En l'absence de Desfonteines, l'unanimité des
suffrages appelle Me Lenoble à exercer la charge
de conseiller-médecin du Roi.

31 Octobre 1697.

Me Desfonteines fait sommer le sieur Helys,
chirurgien royal, d'obtenir le cadavre d'un suppli-
cié pour faire la démonstration des opérations de
chirurgie. Le sieur Desfonteines fera les discours
nécessaires sur chaque opération. (Lenoble.)

13 Novembre 1697.

Le Collége va présenter ses respects à M. le
premier président à son retour.

Me Lenoble, revenant d'un voyage, reprend
sa charge de médecin du Roi.

4 Octobre 1698.

Le Collége assemblé dans la maison de M. Lenoble, conseiller-médecin ordinaire du Roi,
pour choisir et nommer, à son lieu et place, un
médecin dudit Collége, pour faire les fonctions
de médecin du Roi pendant un an, Me Néel, mé-

decin dudit Collége, à l'unanimité, a été choisi
et nommé. (Lenoble.)

4 Octobre 1700.

(La page 95-96 du manuscrit manque.)
Pour remplacer Me de Houppeville à la charge
de médecin du Roi, Germain Lhonoré est élu
à cette fonction. (Houppeville.)

3 Janvier 1701.

Germain Lhonoré présente à l'agrégation son
fils Me Alexandre-Bernard Lhonoré, docteur
en médecine; le Collége accepte sa demande avec
les preuves officielles de sa capacité. Il réclame
qu'on veuille bien lui nommer, à lui Germain
Lhonoré, un remplaçant, et sort incontinent de
sa maison, pour ne pas porter atteinte à la liberté
du vote. — Pas d'épidémie. (Lhonoré.)

8 Avril 1701.

La séance se tient dans la maison de Houppeville. On s'occupe de l'agrégation de Al.-B. Lhonoré, docteur-médecin de Caen; on lui donne
pour sujet de thèse, le douzième Aphorisme du

3ᵉ livre, qu'il devra soutenir devant le Collége assemblé aux calendes de juillet [1]. (HOUPPEVILLE.)

CALENDES DE JUILLET 1701.

Lhonoré fils soutient sa thèse au jour fixé.

10 AOUT 1701.

Par suite de la *brillante* réception d'Alexandre-Bernard Lhonoré, il est admis immédiatement comme agrégé du Collége.

Le Collége, suivant l'édit du Parlement, s'assemble extraordinairement pour délibérer sur la réponse à faire à cette triple demande : *Quelle est l'opinion des médecins sur les qualités du cidre nouveau, doux et fermenté, et sur ses qualités nutritives? Quand ces divers points seront examinés, indiquer leurs effets dans cette province, en raison de son usage général.*

Tous sont d'avis que le cidre nouvellement sorti du pressoir, est éminemment contraire à la santé, puisqu'en effet il résulte de son usage une foule de maladies du ventre, telles que l'hypocondrie, des obstructions, d'affreuses indigestions, des vents, d'atroces coliques, des flux,

---

[1] Cet Aphorisme est celui relatif à l'influence de la saison sur les avortements.

des diarrhées, des dysenteries. Aussi son usage doit-il être évité avec soin par tous ceux qui désirent conserver leur santé.

Mais lorsqu'il a été *purgé* par la fermentation et bien clarifié, il possède, au bout de quelque temps, une saveur agréable et légèrement vineuse, et n'est pas seulement salubre, mais peut singulièrement exalter l'esprit. Il devient propre à combattre *les effets de l'humidité*. Il est comparable, à cause de l'analogie de ses principes, aux effets du vin, dont la puissance, contre *l'humidité primitive*, est connue. Donc, le cidre est propre à rétablir l'abondance des sucs nourriciers, et à rendre des forces aux convalescents.

Enfin, quand le cidre prend de l'acidité, il devient dur, comme on dit; comme boisson ordinaire, il est absolument contraire à la santé; employé comme sauce, il ne peut produire aucun effet fâcheux, ainsi que l'apprend l'expérience journalière faite si fréquemment dans cette province... Il est plus puissant dans les parties *obtuses* qu'*aiguës*, moins dans celles de la poitrine que dans les parties inférieures. Il offre cette particularité, que dans les voyages de long cours, il se défend plus long-temps que le vin lui-même contre l'altération acide, d'où s'explique facilement la préférence qu'on lui accorde pour la navigation. Chacun ayant approuvé cet avis l'a signé. —(Cet avis, il y a ici erreur de date, a été donné en mai; on n'a pas indiqué le jour ; puis, plus bas, à la même séance, on lit : le Collége convoqué comme *ci-dessus*, le 3 juillet.)

Un nommé Lecerf, docteur en médecine, de Caen, présente sa requête pour être admis à l'agrégation, avec quelques pièces probatoires de ses grades. Lenoble est prié de les examiner, et elles lui sont immédiatement confiées. (LHONORÉ.)

15 OCTOBRE 1701.

Jean Desfonteines est élu conseiller-médecin du Roi. Il refuse cet honneur en raison d'affaires importantes. Sur son refus, on nomme Germain Lhonoré, qui accepte.

Me Lenoble annonce qu'il a examiné les titres et les pièces dudit Lecerf, qu'il y a trouvé plusieurs irrégularités ; en conséquence de quoi, il ne propose pas son admission. D'après cet avis, le Collége rend le décret suivant : « Le Collége assemblé en la maison de Me Lhonoré, pour délibérer sur la requête présentée par le sieur Pierre-Théodore Lecerf, né à Caen, aux fins d'être agrégé audit Collége ; ouï le rapport de Me Lenoble, médecin agrégé dudit Collége, choisi et nommé commissaire pour examiner les requête et pièces y attachées ;

« Il a été arrêté , d'un avis unanime, que la
requête du sieur Lecerf , serait rejettée, vu qu'il
ne justifie pas suffisamment de l'énoncé en sadite
requête , et vu le défaut, dans ses attestations
d'études , de son inscription au registre du doyen
de l'Université de Paris , la nullité des lettres de
docteur en médecine de l'Université de Pont-à-
Mousson, pour le Collége des médecins de Rouen,
qui n'admettent à l'agrégation que les médecins
d'Universités *fameuses* , comme Paris, Montpellier et Caen ; vu aussi la nullité des degrés de
licencié et docteur en médecine , à Caen, qu'il
a obtenus *en trois jours* , contre tous les réglements , sans garder les intervalles requis et nécessaires pour se présenter à l'agrégation des
médecins de Rouen , lesquels degrés de licencié
et de docteur ont dû encore être précédés du
degré de bachelier en ladite Université de Caen ,
et tous les degrés obtenus en gardant et observant les intervalles requis et nécessaires pour,
ensuite et après l'obtention desdits degrés , conformément aux réglements , exercer et pratiquer
la médecine pendant deux années entières dans
une autre ville que Rouen , après y avoir été autorisé par le juge du lieu , en rapporter des certificats dûment légalisés, et en forme , des médecins , chirurgiens et apothicaires du lieu de sa
résidence , ensemble un certificat pour justifier

qu'on s'est acquitté de tous les devoirs de la religion catholique, apostolique et romaine, à quoi
ledit sieur Lecerf n'ayant satisfait, et vu toutes
les autres nullités ci-dessus spécifiées, il a été aussi
arrêté, d'un avis unanime, que, sur les degrés
obtenus par ledit sieur Lecerf, au Collége des
médecins de Rouen, et autres pièces y attachées,
il ne peut ni ne doit être admis à la tentative
pour l'agrégation, suivant et conformément aux
lettres-patentes, statuts, édits et déclarations de
Sa Majesté, arrêts du Conseil et de sa Cour, et
autres règlements.

« Donné en conséquence, fait et délivré même
jour, mois et an que dessus. »

Et au pied de cet écrit sont ces mots : « Je sous-
signé reconnais que Me Lenoble m'a rendu ma
requête et pièces y attachées au nombre de douze,
toutes paraphées de sa main par première et
dernière, pour y avoir recours et être représentées
si besoin est, et que Me Lhonoré, conseiller et
médecin du roi, m'a donné autant de la délibération arrêtée au Collége des médecins le 15 de
ce mois, sur mes requête et pièces.

« Fait à Rouen, en la maison de Me Lhonoré,
le 17 octobre 1701. Signé LECERF. »

Le Conseil décide que, si l'urgence s'en faisait
sentir, chacun des membres apposerait sa signature au bas de cette délibération.

12 Novembre 1701.

Un certain charlatan avait obtenu de l'autorité la permission de vendre un *baume merveilleux*, suivant son prospectus ; au bas de cette permission, les conclusions du procureur général confiaient au médecin du Roi la mission d'examiner cette composition secrète, et de donner, *par écrit*, son opinion sur la valeur de ce remède.

Le Collège assemblé, après avoir blâmé la facilité avec laquelle on accordait les licences de ce genre, rend le décret suivant :

« Le Collège, etc., etc., sur la communication de Me Lhonoré qu'il aurait eue d'une requête présentée à M. le lieutenant général, par le nommé Duclos, et d'un imprimé joint à sa requête pour être autorisé de vendre et distribuer une huile qu'il prétend être propre pour guérir une infinité de maladies, au bas de laquelle requête est l'ordonnance de M. le lieutenant-général dont soit montré à M. le procureur du Roi, en date du 10 de novembre 1701, et les conclusions de M. le procureur du Roi dudit jour et an, aux fins de communiquer, avant que faire droit, cette prétendue huile au conseiller-médecin du Roi, pour son attestation vue, requérir ce qu'il appartiendra ;

« Après avoir entendu ledit sieur Duclos, lu

son imprimé sur les vertus qu'il attribue à son huile, qu'il nomme *hébraïque*, sans en avoir pu rendre raison et examiné une petite fiole de cette huile, et qu'il est demeuré constant que ledit Duclos était un *pauvre malheureux*, se disant savoyard, sans aucune connaissance, ne sachant pas même lire, ni écrire, quoique le titre de son imprimé soit latin et conçu en ces termes : *fama volat virtus occulta perit*, et que la prétendue huile et les affiches ne sont propres qu'à tromper le public et lui imposer, et que, d'ailleurs, il n'a aucun droit ni privilége pour demander la permission de distribuer aucun remède;

« Il a été arrêté que ledit Me Germain Lhonoré et Me François Lenoble, se retireront, au nom du Collége, vers M. le lieutenant-général et M. le procureur du Roi, pour demander que défenses soient faites audit Duclos de résider en cette ville pour la distribution de son remède, comme à tous autres charlatans, empiriques et coureurs, et que la présente délibération sera mise au pied de ladite requête pour leur valoir d'opposition sur la demande dudit Duclos. »

3 JANVIER 1702.

Séance passée à s'adresser des compliments mutuels de jour de l'an, et à former des vœux

pour que le Collége ne se livre qu'à des actes dont
il ne puisse, plus tard, se repentir.

15 JANVIER 1702.

Délibération pour juger si les visites faites et
les remèdes fournis par un certain chirurgien
de la banlieue, nommé *Paul Drouet*, peuvent être
réclamés par lui, à l'occasion d'une maladie qui
a sévi dans la banlieue, sur un point où il n'avait
pas le droit d'exercer. D'un avis unanime, le
Collége décide qu'aucun honoraire ne lui est dû,
pas plus à lui qu'à tous autres qui se trouveraient
dans le même cas ; qu'aux seuls médecins du Collége incombe ce droit, attendu que le sieur de
Bettencourt, dont il est question, est le client de
Gallemant qui l'a traité pour une maladie interne,
et que les médicaments devaient être fournis par
un apothicaire. (LHONORÉ.)

15 AVRIL 1702.

On demande qu'il soit établi dans la ville des
règlements sévères contre l'exercice illégal de la
médecine, les empiriques et les charlatans qui
compromettent la santé publique. Le Collége,
dans les attributions duquel est placée cette surveillance, déclare qu'il les traduira devant les

10

tribunaux, et nomme spécialement Me Lenoble
pour s'occuper activement de cette partie importante du service médical. (LHONORÉ.)

3 JUILLET 1702.

Lenoble déclare que, par suite du mandat qui
lui a été confié, il aurait pu poursuivre plusieurs
charlatans qui pratiquent en ville, mais qu'il
n'est revêtu d'aucun caractère officiel pour exercer les poursuites. D'une voix unanime, le Collége ordonne qu'un duplicata écrit de sa commission lui sera adressé, et qu'il devra poursuivre, sans retard, Durand, Dupré, Duval et
autres empiriques actuellement à Rouen.

3 OCTOBRE 1702.

Pas de maladies épidémiques. Élection de
Desfonteines à la charge de médecin du Roi.
Il accepte.

2 JANVIER 1703.

Épidémie de dysenterie. Chacun expose fran-
chement sa méthode de traitement, et cite ses
observations à l'appui. (DESFONTEINES.)

IDES DE FÉVRIER 1703.

Le Collége est informé par Me Lenoble qu'il
a été insulté et outragé par les chirurgiens ; que,
dans l'amphithéâtre d'anatomie, Me Desfonteines,
professant en public les opérations chirurgicales, a éprouvé le même traitement ; que de ces
faits importants il a été porté plainte au procureur du Roi et au lieutenant-général pour qu'ils
aient à poursuivre ces *drôles (nebulonibus)*,
que le Collége veut prendre à partie. Une sous-
cription, bientôt remplie, est recueillie pour faire
face aux frais du procès. (DESFONTEINES.)

CALENDES D'AOUT 1703.

Le lieutenant-général adresse un remède secret
d'un sieur Morsé, médecin ambulant, contre le
rhumatisme fibreux et articulaire, avec invitation au Collége de lui donner des renseignements.

Après un examen scrupuleux du remède, le
Collége déclare qu'il est moins qu'utile, qu'il
est éminemment dangereux, et mettrait en péril
de mort la vie de ceux qui pourraient l'employer.
(DESFONTEINES.)

15 SEPTEMBRE 1703.

Après la mort du premier président de Montholon, de regrettable mémoire pour la pro-

vince et le Collége que, pendant dix ans, il avait
soutenu de sa protection, il est remplacé par
M. de Pontcarré, maître des requêtes, qui devient
premier président.

Aussi, à son arrivée (le 15 septembre), le
Collége se rend au-devant de lui pour le complimenter. Au discours de Desfonteines, il répond
d'une manière fort gracieuse, et promet sa bien -
veillance au Collége. (DESFONTEINES.)

8 OCTOBRE 1703.

Pas d'épidémie. — Les chirurgiens font enfin
une réponse aux plaintes du Collége ; cette réponse paraît trop longue à la première vue pour
être lue précipitamment ; *Houppeville, Lhonoré* et
Lenoble sont chargés d'en prendre connaissance
et d'y faire une réplique.

Lenoble est élu médecin du Roi en remplacement de Desfonteines, dont les fonctions sont
expirées. (DESFONTEINES.)

CALENDES D'OCTOBRE 1704.

Noël est élu médecin du Roi.

CALENDES D'OCTOBRE 1705.

Duvivier remplace *Noël*.

26 Octobre 1705.

Séance à trois heures d'après midi, chez *Duvi-vier*. *Houppeville* et *Desfonteines* demandent les intérêts dus par le Collége pour la charge de médecin du Roi ; on statue, sans retard, que les intérêts de la somme de 4,000 livres avec les intérêts à 5 p. °/₀ seront une fois payés ; ce à quoi s'engagent personnellement *Houppeville*, *Lhonoré père*, *Desfonteines*, *Néel*, *Duvwier* et *Lhonoré fils*.

29 Octobre 1705.

Desfonteines et *Houppeville* seront obligés à payer les intérêts dus par eux à la fin de l'année, pour les honoraires du professeur d'anatomie.

8 Novembre 1705.

Pour garantir la somme due depuis si long-temps à *Desfonteines*, et qu'on réclame coup sur coup, il est décidé qu'une garantie de la dette sera donnée par ceux indiqués plus haut.

21 Décembre 1705.

Le même engagement adressé à *Godefroy*, receveur des tailles, engage solidairement les mem-

bres actuels du Collége et leurs successeurs au
paiement de la somme de 4,000 liv.

Lhonoré, vice-président, est spécialement
chargé de la *visite des médicaments dans les pharmacies*.

5 JANVIER 1706.

Compliments obligés de nouvel an.

14 JANVIER 1706.

Convocation par le premier président de Pontcarré, qui offre sa médiation pour terminer le
procès entre les médecins et les chirurgiens de
Rouen. Le Conseil désavoue une lettre de *Lhonoré
fils*, qui s'est emporté jusqu'à dire que, pour
avoir insulté le doyen publiquement, les chirurgiens méritaient le supplice de la corde.

23 JANVIER 1706.

Séance extraordinaire à dix heures du matin,
à l'archevêché, pour aller saluer M. de Mont-
morency, Lieutenant-Général de la province de
Normandie, qui répond très gracieusement au
discours de *Duvivier*.

23 Janvier 1706.

La somme due pour le cours d'anatomie est réclamée par Jourdan, chirurgien du Roi.

7 Avril 1706.

La convocation est remise, vu l'absence de trois membres, *Desfonteines*, *Néel* et *Lhonoré fils*.

16 Avril 1706.

Il est résolu que le Code, préparé par *Néel*, adopté déjà par le médecin du Roi, sera soumis dans huit jours à la discussion. On exprime le désir de payer Desfonteines avec l'argent que bien souvent le doyen a réclamé du chirurgien royal, pour les deux discours prononcés sur l'anatomie, et qui n'ont souffert ni controverse, ni discussion.

14 Mai 1706.

Desfonteines informe le conseiller-médecin du Roi, que le Collége ait immédiatement à payer

700 livres [1] qui lui sont dues, à moins qu'il ne veuille être assigné à comparaître devant le Bailliage de Rouen. Il est décidé que le huitième jour, Houppeville recueillera 10 liv. dues par plusieurs agrégés, qu'on donnera 50 livres sur la somme due à Desfonteines, et, qu'aux prochaines calendes d'octobre, le reste de la somme lui sera payée. (DUVIVIER.)

26 MAI 1706.

Les diverses sommes dues à Houppeville et Desfonteines font l'objet de la convocation ; on veut enfin lever toutes ces difficultés qui divisent depuis si long-temps le Collége, et l'on décide que les sieurs de Bertheaume, Duval, de Grouchy, et Ynou, chirurgiens, seront appelés devant le Conseil pour résoudre ces différentes matières à difficultés, et que s'ils s'y refusent, on soumettra la question au Bailliage, qui prononcera définitivement. (DUVIVIER.)

---

[1] On pourrait s'étonner de la contradiction qui existe dans la position de Desfonteines, auquel on réclame une dette, et qui, à son tour, réclame 700 liv., mais le fait est facile à expliquer ; il était à la fois débiteur et créancier ; seulement il se refusait à payer ce qu'il devait, parce que le Collége était son débiteur d'une somme plus forte.

15 Juin 1706.

On donne lecture des défenses du Collége contre Desfonteines; elles sont approuvées, et l'on décide que le procès sera suivi. On proposera cependant à Desfonteines la condition que les membres actuels ne puissent être solidaires des sommes dues par ceux qui sont morts. Il n'accepte aucune condition; aussi le procès sera-t-il suivi au premier jour.

Calendes de Juillet 1706.

Le sieur Reu adresse une requête pour obtenir l'agrégation. Ses lettres et preuves d'études seront communiquées aux prochaines calendes d'octobre. Le doyen, à cet égard, en conférera avec Néel.

15 Octobre 1706.

Lhonoré fils est élu médecin du Roi. — Sur le rapport de Néel et Duvivier, à l'occasion des certificats d'études et de pratique du sieur Reu, qu'ils ont trouvé complets et satisfaisants, le Collége donne avis au récipiendaire qu'aux prochaines calendes de janvier 1707, il apporte son acte de baptême, et les questions médicales qui lui ont été proposées à la faculté de Caen. — Néel est chargé de rédiger la question que Reu devra soutenir.

Lenoble donne lecture d'un arrêt de la chambre des vacations de Rouen, du 11 septembre, par lequel il est défendu désormais de recevoir un agrégé, s'il ne solde préalablement la somme et les intérêts de sa part contributive pour payer la charge de médecin du Roi.

9 DÉCEMBRE 1706.

Dans la maison de Bernard Lhonoré fils, le nouveau doyen, on délibère sur les chapitres suivants :

1° Sur la délibération de Duvivier, du 12 janvier 1706[1];

2° Sur les raisons du Collége pour se constituer au procès ;

3° De ne prendre aucune délibération sur ce qui concerne le Collége, qu'au préalable lecture n'en ait été donnée à la séance suivante;

[1] On rapporte la délibération outrageante pour Lhonoré fils, à l'occasion d'une lettre qu'il avait écrite aux chirurgiens, sans l'avoir communiquée au Collége. Houppeville est invité à rapporter, sous huit jours, le mémoire des raisons qu'il a chez lui.
Lenoble est investi particulièrement du soin de poursuivre le procès relatif à l'argent dû par les chirurgiens

4° D'inviter Houppeville, Desfonteines et Néel
à faire voir leurs quittances ;

5° D'engager tous ceux qui ont entre leurs mains
des papiers ou instruments appartenant au Collége, à les rapporter aux archives ;

6° De faire payer aux chirurgiens les droits
pour discours anatomiques prononcés par les
membres du Collége.

Desfonteines rapporte un sac contenant les
pièces du procès soutenu contre Lechandelier,
défunt. Il dépose et remet en outre la somme
de 200 liv. qui lui avait été confiée à l'occasion de
ce procès[1]. (LHONORÉ fils.)

5 JANVIER 1707.

Est présent Jean Néel, docteur de l'Université
de Caen, fils de Mᵉ Balthazar Néel, agrégé du
Collége, qui, aux termes de la délibération du
2 octobre 1706, demande à soutenir sa thèse
d'agrégation publiquement, et sur les sujets qui
lui seront proposés. Lhonoré fils donne lecture
des certificats, qui, unanimement, sont approuvés. Le candidat devra soutenir, *en latin*, le 43ᵉ
aphorisme du 4ᵉ livre[2].

---

[1] (*Quelle activité nouvelle donnée par le jeune doyen !*)

[2] Celui relatif au danger des fièvres continues qui présentent
des exacerbations tous les jours.

Le président annonce qu'un sieur Michel Estard, médecin de Caen, lui a adressé une requête
avec les pièces nécessaires pour obtenir l'agrégation. On s'occupera de cette demande à une
autre séance.

Ledit jour, Pierre Reu, aspirant à l'agrégation,
a représenté son extrait baptistaire, conformément à la délibération du 2 octobre, et les thèses
par lui soutenues à Caen, et a demandé qu'il en
fût délibéré pour être admis à faire sa harangue
en forme de supplique, pour lui être donné, par
le médecin ordinaire du Roi, matière de thèse.
Après la délibération du Collége, et en prenant
ses avis, Me François Lenoble, agrégé dudit Collége, a dit que le docteur Reu ne pouvait, aux
termes de l'édit du Roi du mois dernier pour
les contrôles des extraits de baptême, suivant
l'article.... dudit édit, demander aucune délibération pour son agrégation. que, préalablement,
son extrait de baptême ne fût contrôlé. Nonobstant quoi, ledit Me Lenoble s'étant retiré, le Collége a reçu l'extrait de baptême dudit Reu sans
contrôle. D'ailleurs, Me François Lenoble a encore soutenu, pour son intérêt particulier et pour
celui du Collége, que non-seulement ledit Reu
devait encore garnir l'*honoraire* de 300 liv., ensemble le capital, pour sa part et portion des
rentes dues pour la charge de conseiller-méde-

cin ordinaire du Roi, comme aussi sa part et portion de la taxe pour la confirmation d'hérédité de ladite charge, conformément à l'arrêt du Conseil du 2 septembre 1692, à l'arrêt de la Cour du 17 septembre 1706, et à la délibération du Collége du 2 octobre 1706, par lesquels arrêts du Conseil et de la Cour, comme aussi par les délibérations dudit Collége, et entr'autres celles du 1er juillet et 2 octobre 1706, il est porté expressément, contre ledit Reu, qu'il satisfera à payer sa part du capital desdites rentes et confirmation d'hérédité, comme aussi, qu'aucun ne pourra être admis à demander ni recevoir matière de thèse, pour être examiné aux fins de l'agrégation, qu'il n'ait payé sa part et portion du capital desdites rentes et de la taxe de confirmation d'hérédité. A quoi ledit Reu n'ayant satisfait, ni voulu satisfaire, lorsqu'il a garni son honoraire, le Collége n'a rien délibéré sur la demande dudit Reu. (LHONORÉ.)

8 JANVIER 1707.

On s'assemble pour délibérer sur une sommation faite au conseiller-médecin du Roi, requête de Me Michel Estard, médecin postulant à l'agrégation, le 11 de ce présent mois. Il a été unanimement arrêté, pour répondre à ladite sommation, que le 5 de ce mois les lettres et requêtes fussent proposées par le président, comme aussi celles de M. Néel fils et Reu, présents audit Collége, et, vu l'absence dudit Estard, il fut arrêté unanimement que lorsqu'il se présenterait pour demander la réponse à sa requête, on en délibérerait; et, vu la sommation dudit Estard, il a été arrêté que le conseiller-médecin ordinaire du Roi, aux termes de l'édit des Statuts et à la manière ordinaire, examinerait lesdites lettres pour en faire son rapport au Collége aux calendes d'avril prochain.

Dans la même séance, il est aussi proposé par François Lenoble, médecin du Collége, qu'il était juste que les aspirants à l'agrégation payassent non seulement l'honoraire de 3oo liv., mais encore qu'ils garnissent entre les mains de Jacques Desfonteines le capital, pour leur part et portion des rentes créées pour la charge de conseiller-médecin ordinaire du Roi, et aussi leur part et portion de la taxe arrêtée en Conseil du Roi, pour la confirmation d'hérédité de ladite charge, et ce, en exécution de l'arrêt, etc. [1], d'autant plutôt que les médecins dudit Collége qui ont pris cet argent en rente, ne se sont obligés à ladite rente que dans la vue qu'elle devait être rac-

---

[1] *Voir la séance précédente.*

quittée infailliblement par la suite des temps,
puisqu'il était porté, par ledit arrêt du Conseil
du 2 septembre 1692, donné en interprétation
de l'édit du Roi du mois de janvier audit an,
parcequ'était créée la charge de conseiller-médecin
ordinaire du Roi, en termes formels et positifs,
qu'aucuns médecins ne pourront être, à l'avenir,
reçus et installés dans lesdites villes et ressorts
qu'en contribuant, par eux, au remboursement
de la finance qui aura été payée pour lesdits offices,
loyaux coûts et frais, à proportion du nombre
desdits médecins; que cet arrêt du Conseil a été
confirmé par arrêt de la Cour, reçu d'une voix
unanime par les délibérations du Collége; ainsi
ledit Me François Lenoble en demande l'exécution.

Les avis pris à la manière ordinaire, il a été
arrêté, que les arrêts du Conseil et de la Cour,
ensemble les délibérations du Collége, seront
exécutés. Ce faisant, les aspirants à l'agrégation
garniront, non seulement leur honoraire de
300 liv., mais encore leur part et portion du
capital des rentes créées pour la charge de conseiller-médecin ordinaire du Roi, comme aussi
leur part et portion de la taxe arrêtée en Conseil
du Roi, pour la confirmation de la taxe d'hérédité
de ladite charge.

Et ensuite il a été décidé que Me Pierre Reu,

postulant à l'agrégation, sera averti incessamment de garnir les sommes ci-dessus entre les mains de M. Jacques Desfonteines, et de rapporter les quittances entre les mains du conseiller-médecin du Roi, et se présentera au Collége au jour qui lui sera marqué pour faire sa harangue en forme de supplique pour demander matière de thèse, etc. (LHONORÉ.)

19 JANVIER 1707.

Réunion pour délibérer sur un exploit adressé au Collége, requête de M. Michel Estard, médecin de l'Université de Caen.

Sur la requête supposée, présentée par ledit Estard à M. le bailli de Rouen, le 18 de ce mois, après la lecture qui en a été faite, a été regardée comme une mauvaise procédure, vu que dans la signification de ladite requête, il n'y a point d'ordonnance ni de mandement, et que cependant dans l'exploit, l'huissier a assigné en vertu d'un mandement, sans en donner copie.

Au surplus, il a été remarqué, en prenant les avis, que ledit Estard était mal fondé en son action, puisque, par l'article 4 des Statuts du Collége, on ne doit s'occuper des aspirants à l'agrégation qu'aux calendes de janvier, avril, juillet

et octobre, et que ledit Estard aurait dû se présenter avec les autres aspirants aux calendes de
janvier, tenues le 5 de ce mois.

Cependant, pour éviter le procès et lever toute
matière à contestation et de plainte audit Estard,
et pour répondre à la sommation du 11 et à l'exploit du 18 de ce mois, il a été arrêté qu'on dé-
fendra et proposera à l'audience, contre ledit
Estard, et qu'on demandera l'exécution des lettres-
patentes pour l'établissement du Collége, des
arrêts du Conseil et de la Cour, donnés en conséquence des Statuts du Collége, et entr'autres
des articles 4, 14, 22, 23 et 25, confirmés par
arrêts de la Cour du 8 mars 1694, et que le médecin du Roi examinera les requête, lettres et
pièces dudit Estard, pour en faire son rapport
aux calendes d'avril prochain, aux termes des
articles, réglements, statuts et usages observés
dans le Collége de temps immémorial; que,
d'ailleurs, l'action dudit Estard ne pouvait jamais
avoir aucun fondement, puisque M. Balthazar
Néel, docteur en médecine, agrégé audit Collége, avait présenté M. Jean Néel son fils, dès le
mois d'octobre dernier, auquel, au mois de janvier
présent mois, après les lettres examinées et admises, on avait donné un aphorisme d'Hippocrate,
tiré au sort, pour ensuite se présenter au Collége
aux calendes d'avril prochain et demander jour

pour en faire l'explication publiquement dans
la salle des Carmes, et après l'examen dudit Néel
fils, il a été arrêté qu'on procédera aussi à
l'examen de M. Pierre Reu, médecin de l'Université de Caen, lequel a présenté ses lettres,
avant ledit Estard.

Pour quoi il a été résolu que tous les postulants à l'agrégation seront examinés à leur rang
et ordre, aux termes des Statuts, et que ceux
qui n'auront pas produit des lettres en forme, ne
seront point admis à l'examen. (Lhonoré.)

11 Février 1707.

Cejourd'hui 11 février 1707, sur l'exploit en
date du 23 janvier dernier, adressé au Collége,
à la requête de Me Michel Estard, postulant à
l'agrégation, est intervenu sentence contradic-
toire, par laquelle il est dit :

« Ouï le procureur du Roi en ses conclusions,
que les Statuts du Collége des médecins seront
exécutés; ce faisant, que ledit sieur Estard est
renvoyé aux calendes d'avril prochain pour lui
être fait droit par ledit Collége sur la requête
qu'il a présentée, et cependant défense faite audit sieur Estard d'exercer la médecine. » (Lhonoré.)

Calendes de Mars 1707.

Il est permis à Mᵉ Reu, aspirant à l'agrégation, d'entrer avec l'habit convenable (en robe), d'adresser sa supplique au Collége, et de prononcer sa harangue en latin, *suivant le mode ancien*, de réclamer une matière de thèse. Le sujet de thèse, accepté par lui, est rédigé en ces termes : *Doit-on préférer, chez une femme enceinte, atteinte de variole, la saignée de la veine cardiaque ?* Mᵉ Reu promet de payer, en outre, la somme de 400 liv. Au nom de Balthazar Néel, son fils, Mᵉ Néel père promet de déposer aussi la même somme entre les mains de Desfonteines. (Lhonoré.)

Veille des ides de Mars 1707 (14).

Mᵉˢ Néel fils, Reu et Michel Estard, postulants à l'agrégation, sont à la porte du Collége.

On décide qu'avant mercredi prochain, Reu sera obligé de payer entre les mains d'Houppeville la somme de 400 liv.

Michel Estard est renvoyé aux calendes d'avril pour avoir le temps d'examiner ses lettres.

13 Avril 1707.

Le médecin ordinaire du Roi est désigné pour faire le rapport des lettres, pièces et requête de Mᵉ Michel Estard, aux fins de son agrégation.

Après la lecture de toutes les lettres et pièces y attachées, toutes paraphées du conseiller-médecin ordinaire du Roi, et dudit Estard, licencié en médecine, d'un avis unanime, elles ont été déclarées nulles et inadmissibles pour le Collége de Rouen, comme contraires à ses statuts anciens: règlements et édits du Roi.

1° Ledit Estard *n'est que licencié*, et ne pourra jamais être reçu qu'en cette qualité, *même en lui faisant grâce*.

2° Les attestations d'études requises ne sont point attachées auxdites lettres, mais seulement des inscriptions d'études en l'Université de Caen, dans laquelle ledit Estard n'a pris aucunes leçons en conséquence, ce dont il est convenu à l'assemblée du Collége, sur l'objection qui lui a été faite qu'il ne pouvait pas avoir étudié à Caen dans le même temps qu'il représentait des attestations de pratique à Orbec; pour quoi, il doit être, aux termes de l'édit du Roi, de mars 1707, registré en la Cour le 5 avril audit article 21, *déclaré incapable d'être jamais admis audit Collége*.

3° Que les lettres représentées par ledit Estard, tant de maître-ès-arts que de bachelier, licencié et prétendu docteur pour le Collége de Rouen, ont été expédiées *per saltum*; la première de maître-ès-arts, le 6 mai 1695; la dernière, de

docteur *ubiquiste*, du 16 mai audit mois et an;
lesquelles lettres expédiées pour les degrés de
médecine, en cinq jours, ne sont bonnes ni vala-
bles, même pour l'agrégation ou permission de
pratiquer la médecine dans l'Université qui les
a expédiées, et ledit Estard a tellement reconnu
les lettres nulles pour le Collége des médecins de
Rouen que, pour avoir lieu de s'y présenter, il a
obtenu un nouveau degré de licencié en médecine le 16 novembre 1703, ne pouvant se servir
de son premier degré de licencié obtenu *per saltum*, le 14 mai 1695, ainsi qu'il l'a reconnu par
sa propre requête.

Sur le tout délibéré, après avoir fait entrer et
avoir entendu ledit Estard, il a été arrêté, d'une
voix uniforme, que sans avoir égard, quant à
présent, aux défauts, nullités et inadmissibilité
des attestations, inscriptions, lettres, pièces et
requête dudit Estard, il lui sera donné matière
de thèse aux calendes de juillet prochain, aux
fins de son agrégation, consignant par lui les
droits dus au Collége, pour quoi, à la pluralité
des voix, qu'à l'avenir on opinera par scrutin
pour la réception ou refus des aspirants à l'agrégation; qu'à cet effet, le conseiller-médecin du
Roi donnera à chaque médecin, après l'examen
public fait aux Carmes, trois billets en ces termes:
le premier: je le reçois pour l'agrégation; le se-

cond : je le refuse pour l'agrégation ; le troisième :
renvoyé à étudier pour un an. Un desquels billets
sera mis dans le scrutin, par chaque médecin,
lequel billet sera son avis pour la délibération
qui sera faite pour l'agrégation audit Collége,
refus ou renvoi pour un an, et les deux autres
billets, il les mettra, présence de tout le Collége,
dans un réchaud de feu, qui sera sur la table,
pour être brûlé au même instant, et ce, chacun
à son tour, en commençant par l'ancien, ainsi
qu'il a été délibéré pour être en état d'opiner,
chacun selon sa conscience, l'équité et l'intérêt
public.

Dans la même séance s'est présenté Me Pierre
Reu, aspirant, lequel a dit que sa thèse serait
imprimée au premier jour. Sur quoi il a été arrêté
que la délibération du 1er mars dernier, faite à
son égard, sera exécutée et qu'il présentera à tous
les médecins du Collége sa thèse imprimée, après
les avoir *salués*, *chez eux*, *en habit décent*, et
renvoyé aux calendes de juillet prochain, pour
être délibéré sur ce qu'il appartiendra de faire
pour son agrégation.

IDES DE JUIN 1707 (13).

Duvivier fait observer que l'agrégation au
scrutin n'existait pas au moment de la présenta-

tion des aspirants, qu'on devrait ne pas l'employer cette fois, puisqu'on ne l'a pas fait pour les fils des membres du Collége, comme Lhonoré fils et Néel fils.

On décrète qu'à l'avenir ce mode existera pour tous, mais que, du reste, on s'occupera de ce sujet.

8 Juillet 1707.

On décide que Pierre Reu, les 15 et 16 avant les calendes d'août, pourra passer sa thèse dans la salle des Carmes, et que des affiches apposées dans les lieux les plus fréquentés de la ville, indiqueront, huit jours à l'avance, cette solennité.

Ides de Juillet 1707 (15).

Après avoir satisfait à toutes les exigences d'argent imposées par le Collége, Michel Estard reçoit ce sujet de thèse : *Peut-on employer les purgatifs dans les plaies de tête, compliquées de fracture et d'inflammation du foie ?*

Reu, soumis aux mêmes conditions qu'Estard, prendra les mêmes engagements ; au surplus, le père dudit Reu interviendra caution pour la solidité desdites rentes, ce que Reu agrée et se soumet à exécuter. (Lhonoré.)

17 et 18 Aout 1707.

Reu passe sa thèse. On lui donne, en outre, à traiter cette question : *Un malade accuse une vive douleur à l'aine gauche, au rein, autour du bassin, dans les os coxaux, aux cuisses, avec stupeur et rétraction du testicule; il présente, en outre, un teint bilieux, des urines rares et chargées; plus tard, une douleur au périmée, avec ischurie; est-il atteint d'une colique néphrétique ou d'un calcul vésical?* Ayant satisfait à cette question, Reu est admis agrégé, et prête serment d'observer religieusement les Statuts du Collége et de se conformer à ses décisions. (Lhonoré.)

1ᵉʳ Octobre 1707.

Michel Estard fait savoir que sa thèse n'est ni assez avancée, ni assez travaillée, pour se présenter encore devant le Collége. Sur ce, on décide que Michel Estard présentera, le 15 décembre, en habit décent, à chacun des membres du Collége, sa thèse imprimée, qui sera examinée aux calendes de janvier, après quoi on lui indiquera un jour pour la passer. Après avoir reçu une verte réprimande du médecin du Roi, pour le retard apporté à la confection de sa thèse, Estard reçoit l'ordre de visiter les médecins du Collége, *en robe, suivant l'habitude et les règlements.*

Les fonctions de Lhonoré fils étant expirées, il remercie l'assemblée de l'avoir soutenu avec tant de bienveillance pendant son décanat. Houppeville, élu à sa place, accepte. Son entrée en fonctions partira du jour de saint Luc 1707 (18 octobre), pour finir à pareil jour 1708.

On remet en question le droit du médecin du Roi de présider aux réceptions des chirurgiens accoucheurs. On propose d'obtenir un décret qui rende ce droit fixe et stable à jamais [1].

(1708 *n'a pas d'actes.*)

15 Mars 1709.

« Le Collége des médecins assemblé le 15 mars 1709, en la maison de M. Germain Lhonoré, conseiller et médecin du Roi, pour délibérer touchant l'accommodement proposé pour terminer à l'amiable, et par voie de transaction, tous les différends qu'il peut avoir avec la communauté des chirurgiens de cette ville, résultant du procès qui est pendant en la Cour du Parlement, sur

[1] Est écrit de la main de Lhonoré père, qui probablement avait été nommé président.

ses appellations réciproques de la sentence donnée au bailliage, le 3 juillet 1697, ayant connaissance que ladite communauté aurait député
quelques-uns d'entr'eux pour procéder audit
accommodement avec ceux que ledit Collége
voudra bien députer à cet effet, l'affaire mise
en délibération et les voix ayant été recueillies
par ledit sieur Lhonoré père, il a été résolu,
conclu et arrêté de prier Mes de Houppeville et
Lhonoré père, comme ayant pleine connaissance
de tous lesdits différends en circonstances et dé-
pendances, de vouloir bien conférer avec lesdits
députés, en tel lieu qu'ils voudront s'assembler
et tâcher d'apporter tous leurs soins pour les
amener et faire condescendre à un bon accord,
qui puisse faire cesser pour l'avenir toute sorte
de contestations, qui soit utile au public, avan-
tageux et honorable aux professions, leur donnant, pour ce sujet, tout pouvoir et autorité de
terminer tous lesdits différends, ainsi qu'ils le
jugeront à propos, promettant, ledit Collége,
d'agréer et d'accepter tout ce qui sera par eux
arrêté, et de l'exécuter ponctuellement sans
aucune réserve, à laquelle fin la présente délibération a été mise entre les mains des sieurs
Houppeville et Lhonoré père, pour les autoriser
et leur donner pouvoir d'agir conformément à
icelle.

10 Avril 1709.

On est fort surpris de ne pas voir Estard présent et obéissant au décret fixé pour sa réception, par lequel il lui avait été enjoint de faire quelque preuve de ses études de Galien et de Fernel. On pense qu'il doit être immédiatement averti par le président de se rendre au lieu indiqué, sous peine de perdre ses droits et priviléges attachés à l'agrégation. Le médecin du Roi est prié, avec les honorables membres *de Houppeville*, *Desfonteines* et *Lenoble*, de faire tous leurs efforts pour obtenir de M. de Courson, envoyé du Roi, sa libération et son affranchissement de la somme de 3,3oo liv. imposée au Collége, et de lui adresser, à ce sujet, un mémoire, s'ils le jugent convenable.

(*Sans date.*)

Ce mémoire est, en effet, adressé à M. de Courson, qui, après plusieurs demandes, promesses et informations beaucoup trop renouvelées, a prononcé enfin la libération demandée, au pied de laquelle il a apposé sa signature.

4 Mai 1709.

« Du procès pendant et indécis en la Cour du Parlement entre le Collége des médecins de

Rouen, intimés en appel, et appelants de la sentence donnée au Bailliage dudit lieu le 31 juillet 1697, d'une part; et la communauté des chirurgiens de la ville, intimés aussi en appel, et appelants de ladite sentence, au sujet de l'exécution de l'édit du mois de février 1692, ledit Collége représenté par MM. Guillaume de Houppeville et Germain Lhonoré [1], docteurs en médecine dudit Collége, suivant la délibération du 15 de mars 1709, par laquelle ils sont bien autorisés de transiger et accorder, sur tous les différends et contestations qu'ils peuvent avoir entr'eux et ladite communauté, représentée par les sieurs Roussel, Lemonnier, Tiphaine, Thibaut, Lepère, Vayre, Lambert, Lejeune, Jourdan, Hélie le jeune et Leterrier, suivant leur délibération du 12 dudit mois, qui leur donne pareil pouvoir et autorité de transiger aux fins ci-dessus, avec les délégués du Collége, les parties désirant faire cesser, à l'avenir, tout sujet de contestation, et pacifier tous leurs différends, en ont transigé et accordé de la manière qui suit :

« 1° En premier lieu, que l'année anatomique commencera le 20 octobre, et finira le 5 avril de chaque année, pendant laquelle les chirurgiens seront tenus et obligés de se faire délivrer, à leurs

[1] Lenoble n'y est pas.

frais, le premier sujet qui se présentera, pour en faire publiquement une dissection anatomique ou un cours d'opérations de chirurgie, lesquels se feront dans leur chambre commune dans laquelle il n'y aura qu'*un seul fauteuil* destiné pour le médecin du Roi, ou celui qu'il commettra à sa place pour en faire le discours, et faute par eux de fournir *un sujet* dans ledit temps, après en avoir été averti, lesdits chirurgiens y seront contraints, suivant et conformément à ce qui a été ordonné par ladite sentence du 31 juillet 1697, et sera payé au médecin qui aura fait le discours de l'une ou l'autre opération, la somme de 50 liv., suivant qu'il est réglé par ledit; parce qu'il ne se présentera pas de *sujet* pendant ladite année, le médecin du Roi ne pourra rien exiger de ladite communauté, ni faire rejeter l'anatomie ou les opérations qui auront manqué d'être faites pendant ladite année, sur celle qui suivra, sans qu'on puisse de part ni d'autre réciproquement s'obliger à faire plus d'un seul cours d'anatomie ou d'opérations de chirurgie pendant l'année anatomique.

« 2° En second lieu, pour ce qui regarde la réception de ceux qui aspireront à la maîtrise de chirurgie pour ladite ville de Rouen, l'aspirant ayant pourvu à tout ce qui sera nécessaire à son examen et sa réception, et ayant prévu le jour

auquel pourra s'y présenter, ira avec son conducteur *saluer* le médecin du Roi, et lui déclarera
verbalement qu'ayant dessein de se faire recevoir
maître en ladite ville, il aurait résolu de présenter
sa requête à la communauté des chirurgiens, et
leur demander le *tantième* jour du mois qu'il
désignera, aux fins de procéder à son examen, et
qu'il le prie de lui dire s'il ne se ferait point
d'acte au Collége qui l'empêchât de s'y trouver. »

Le jour pris et arrêté, il retournera, huit jours
auparavant, accompagné de son conducteur, chez
ledit médecin du Roi, pour lui apprendre que,
si la communauté lui a accordé ledit jour par lui
demandé, il le prie *très humblement* de s'y trouver, après quoi le chirurgien royal fera courir
les billets de convocation chez tous les maîtres
pour s'y trouver ledit jour à 10 heures, à leur
chambre commune, parce que 11 heures sonnantes
à la Grosse-Horloge, il sera procédé à l'examen,
présence ou absence de ceux qui s'y doivent
trouver.

« 3° Ladite communauté étant assemblée dans
ladite chambre dans laquelle il y aura deux fauteuils *sur une même ligne*, desquels le médecin
du Roi *choisira celui qui lui plaira*. Sitôt que
les 11 heures commenceront à sonner, le chirurgien royal exhortera chacun à prendre sa place,
et tout le monde y étant, il dira au médecin du

Roi : *vous plaît-il*, Monsieur, que nous fassions entrer l'aspirant ? et le médecin ayant répondu : oui, il donnera son ordre pour cela.

« 4° L'aspirant étant entré avec son conducteur, et le chirurgien royal l'ayant requis de déclarer ce qu'il demande, *il fera son compliment* au médecin du Roi, aux chirurgiens royaux et à toute la communauté, après lequel le médecin du Roi commencera son examen, lequel sera suivi de tous les autres, suivant leur ordre.

« 5° L'examen fait et fini en la manière ordinaire, et l'aspirant étant retiré avec son conducteur, le chirurgien royal recueillera les voix de toute la communauté, dira son avis, et alors le médecin du Roi le sien, après quoi l'aspirant étant rentré avec son conducteur, ledit chirurgien lui prononcera l'arrêté en lui disant : Monsieur, le médecin du Roi et toute la communauté vous reçoivent pour cet acte, ou vous renvoyent, etc.

« 6° Tout ce que dessus sera exactement observé pendant les semaines d'anatomie, des maladies et des médicaments, mais point celles des opérations, et la troisième après que l'acte du jeudi de la deuxième sera finie, on fera rentrer l'aspirant avec son conducteur, et on lui prescrira, en la manière ordinaire, en présence du médecin du Roi, du chirurgien royal et de toute la communauté, les expériences et opérations qu'il devra faire le lundi ensuivant, ce qui sera semblablement observé après les actes du lundi, du mardi et du mercredi, pour les jours suivants de la même semaine, en gardant toujours les mêmes formalités que dans les autres.

« 7° Après l'acte du deuxième jour de la quatrième semaine, qui est celle des médicaments, chacun dira son avis de la manière ci-dessus, suivant son rang, et le chirurgien royal les ayant tous recueillis, il sera procédé, à la pluralité des voix, à la réception de l'aspirant, ou à son refus, et, en cas qu'il soit reçu, ledit chirurgien lui prononcera que M. le médecin du Roi et toute la communauté le reçoivent et lui accordent la maîtrise pour jouir de tous les droits et priviléges attachés à icelle, et son acte de réception, écrit sur le registre, fera mention qu'il a été reçu par M. le médecin du Roi, les chirurgiens royaux et toute la communauté, et sera payé par l'aspirant audit médecin du Roi, suivant l'ancien usage, arrêts et règlements, la somme de 6 liv. par chaque acte ou examen, comme il est ordonné par ladite sentence du 31 juillet 1697, à la réserve néanmoins des fils de maîtres de ladite ville de Rouen, lesquels ne paieront que 3 liv. pour chaque acte, ledit Collége voulant bien se conformer à ladite communauté qui leur remet la moitié de ses droits.

« 8º A l'égard des chirurgiens des faubourgs
de la ville de Rouen, des bourgs de Darnétal,
Elbeuf et autres, ainsi que des chirurgiens de
la campagne, on procèdera, à l'avenir, suivant
qu'il est ordonné et règlé par les articles 2 et 3
de l'arrêt du Conseil du 27 janvier 1693, en gardant et observant les mêmes formalités pour le
jour, l'heure, l'examen, les opérations, le re-
cueillement des voix et le prononcé, que pour les
chirurgiens de la ville, parce qu'il sera aussi
payé audit médecin du Roi, pareille somme de
6 liv. pour chaque acte et examen.

« 9º Les réceptions des sages-femmes seront
faites en la manière ordinaire, en la chambre commune, en présence de la communauté, par un seul
acte, et seront tenues de payer, au médecin du Roi,
la somme de 6 liv. pour son examen et son assistance.

« 10º Pour ce qui regarde les rapports dénon-
ciatifs, il a été arrêté que les médecins dudit Collége ne les donneront point, à l'avenir, conjointement avec les médecins des faubourgs, ni avec
aucun de ceux qui jouissent des priviléges de
maîtres ou des ¹..... de ladite ville.

« Laquelle transaction, les médecins dudit Collége et les chirurgiens de ladite communauté,

---

¹ Mot oublié.

représentés comme ci-dessus, ont promis de garder, observer et exécuter de point en point , *et la faire homologuer à frais communs*, par arrêt de la Cour, si besoin est.

« Fait double, le 15 d'avril 1709.

Signé, De Houppeville, Lhonoré , Roussel, De la Roche , Thibaut père , J. Prevost, Vayre , Lambert , Jourdan , Élie et Leterrier. Et au bas est écrit :

« Le Collége des médecins de Rouen assemblé le 4 mai 1709, en la maison de Mᵉ Germain Lhonoré , conseiller et médecin du Roi, année présente , audit Collége, après avoir entendu la lecture de la présente transaction faite avec les chirurgiens de ladite ville, l'a agréée, approuvée et ratifiée, a promis de l'exécuter dans tout son contenu. Fait comme dessus. *Signé*, Lhonoré, De Houppeville, Desfonteines, Lenoble , Néel père, Duvivier , Néel fils, et Reu. »

7 Mai 1709.

On dresse un double de l'obligation faite à Desfonteines pour garantie de l'argent que lui doit le Collége; un double lui est remis, un autre est joint aux pièces qui forment les archives.

8 Juillet 1709.

Programme des études, sans indication.

7 Octobre 1709.

Election de Desfonteines comme médecin du Roi.

(*L'année 1710 manque.*)

3 Janvier 1711.

Séance exclusivement consacrée aux compliments de nouvelle année. (Desfonteines.)

6 Octobre 1711.

On n'avait pas cru convenable ni utile de convoquer, en avril et juin, puisqu'il n'y avait ni épidémie, ni affaires pressantes, mais il fallait élire un nouveau doyen. C'est François Lenoble qui est élu.

(*L'année 1712 manque.*)

1713.

Noms des médecins faisant partie du Collége : De Houppeville, Lhonoré, Lenoble, Balthazar Néel, Duvivier, Jean Néel fils, Pierre Reu et Michel Estard.

MERCREDI 8 JANVIER 1713.

Houppeville est médecin du roi et doyen. Félicitations de nouvel an. On s'occupe de l'état des officines des pharmaciens, des herboristes et de ceux qui vendent des remèdes secrets. — Le doyen raconte que, dans la dernière séance de réception de l'école de chirurgie, il s'est présenté un candidat dont il s'est plu à admirer l'expérience, l'habileté et les réponses aux examens d'accouchements [1].

24 AVRIL 1713.

Épidémie de pleurésies. On discute les meilleurs moyens de traitement (sans les indiquer.)

25 JUILLET 1713.

Le Collége donne permission à Néel père de poursuivre un prétendu médecin aux urines.

16 OCTOBRE 1713.

Élection de Jean Néel fils, doyen. — Reu et Estard sont chargés de poursuivre le procès intenté par Duvivier devant le Parlement.

---

[1] Le nom de ce chirurgien n'est pas indiqué.

Mardi 9 Janvier 1714.

Poursuivra-t-on devant le Parlement un certain Durand, vulgairement appelé médecin aux urines (uroscopum)? Néel père et Reu sont chargés de poursuivre avec activité ce *misérable*.

Vendredi 8 Juin 1714.

On se rendra auprès du premier président pour le prier de presser les poursuites contre Durand. M. de Pontcarré invite le Collége à persévérer, bien qu'en droit le procès puisse être perdu, ce qui détermine le Collége à députer l'un de ses membres auprès de Fagon, premier médecin du Roi, pour avoir son avis, et si, dans le cas où le Parlement ne condamnait pas Durand, on pourrait être sûr de son appui lors d'un appel au Conseil du Roi. Néel fils est chargé de cette mission, avec une lettre de Houppeville, doyen, approuvée par le Collége, et revêtue de son sceau. Fagon loue le Collége de son zèle, et répond gracieusement à l'envoyé qu'il fera tout pour le Collége et chacun de ses membres, et, dans le cas d'un appel supposé, qu'il emploiera tout son crédit pour faire triompher la bonne cause.

9 Juillet 1714.

L'avis du Bailliage sur l'affaire précédente ne statuant rien définitivement, on fera lever, d'après l'avis de l'avocat, le jugement pour obtenir du Parlement un arrêt définitif.

9 Octobre 1714.

Convocation pour élire un médecin du Roi. D'un avis unanime, il est convenu que, pour prévenir et anéantir, dans la suite, tout sujet de procès sur l'élection qui se fait tous les ans, d'un conseiller-médecin du Roi, ou sur la nomination, selon le rang d'immatricule, que quelques-uns avaient prétendu devoir être faite, on procèdera dorénavant comme il avait été ci-devant pratiqué depuis la création de la charge, par voie d'élection à la pluralité des suffrages, et non par nomination, selon le rang d'immatricule, et par conséquent la réserve faite par MM^es Duvivier, Reu et Estard, dans la délibération du 16 octobre 1713, se trouve annulée; enfin, pour établir un ordre durable et hors d'atteinte d'aucune discussion, et afin que ce soit chose ferme et stable, et pleinement autorisée, cette dernière délibération sera signée de tous, et, en effet, tous ont signé.

On adresse des remerciements particuliers à Néel pour les soins qu'il a pris des affaires du Collége, et son temps étant expiré, on nomme Pierre Reu pour le remplacer.

8 JANVIER 1715.

Compliments du jour de l'an. — Pas d'épidémies. (REU.)

1er AVRIL 1715.

Hénaut et Roquette, aspirants à l'agrégation, sont présents; leurs titres sont remis, pour être examinés, à Néel père et Reu, médecin du Roi.

8 JANVIER 1716.

Il s'agit de la réception de Jean-Baptiste Hénaut, docteur-médecin de la Faculté de Caen, dont les titres ont été examinés, et qui a payé les 3oo liv. d'honoraires. Il est autorisé à soutenir sa thèse, et obtient le sujet suivant : *Si dans l'orgasme d'une fièvre continue avec lienterie* [1] *et hoquet, les purgatifs sont préférables à la saignée ?* (ESTARD.)

---

[1] Expression remarquable pour l'époque.

24 Avril 1716.

On ne rend pas compte de l'état du trésor, parce qu'il n'y a pas eu de dépenses.

10 Juillet 1716.

La thèse de Hénaut n'est pas sortie encore de chez l'imprimeur.

17 Octobre 1716.

Les jours où il pourra soutenir sa thèse sont fixés aux 8 et 9 mars 1717.

Jean Rocquette, se disant médecin de la Faculté de Reims, ne paraît pas apte à être admis à l'agrégation avant qu'il ait obtenu un grade dans une Académie renommée, soit Caen, Montpellier ou Paris. Le même jugement avait été déjà porté l'année dernière.

Il est décidé que ceux des membres qui possèdent déjà depuis long-temps des livres, lettres ou autres pièces appartenant au Collége, les déposeront aux archives actuellement chez Michel Estard.

De Houppeville est nommé médecin du Roi.

1717.

Estard, conseiller sortant, remet 70 liv. entre les mains de Houppeville. On fait observer que Reu n'a pas encore rendu ses comptes; il est à la campagne.

SAMEDI 13 FÉVRIER 1717.

Hénaut passe sa thèse d'agrégation sur cette série de questions : *Les eaux de Forges sont-elles préférables à celles de Rouen*[1] *? Parmi celles de Rouen, quelles sont celles à préférer ?* Le candidat est reçu et prête serment. (HOUPPEVILLE.)

8 ET 9 MARS 1717.

Il soutient sa thèse.

4 OCTOBRE 1717.

Lhonoré remplace Houppeville.
Ce même jour, Houppeville fait constater que le registre des délibérations manque de plusieurs feuillets où se trouvaient les actes des examens et de la réception de Me Estard, et plusieurs

[1] Marécquerie, Saint-Paul.

autres actes d'importance ; que le registre lui avait été donné en cet état par Mᵉ Estard, ce qui est constaté par l'apport du registre.

Houppeville a représenté cejourd'hui que, dans l'assemblée du 19 janvier dernier, le Collége l'avait chargé de s'informer de l'auteur de cette entreprise, et d'en donner connaissance à monseigneur le premier président et à M. le procureur général du Roi, ce qu'il avait fait en portant le livre, et leur faisant voir l'enlèvement des feuilles en question. Ils furent surpris et ordonnèrent d'informer. Par cette information, Mᵉ Houppeville dit qu'il avait appris que ces feuilles étaient entre les mains de Mᵉ Lenoble, ancien collègue, qui déclara avoir informé de cette découverte M. le président de Motteville, en l'absence de monseigneur le premier président ; que ledit seigneur président avait eu la bonté de mander chez lui Mᵉ Lenoble, en l'invitant à lui apporter lesdites feuilles ; il y manda aussi Mᵉ Houppeville, conseiller-médecin du Roi, et Mᵉ Lhonoré, tous trois à la même heure ; que mondit seigneur le président de Motteville demanda audit Mᵉ Lenoble lesdites feuilles ; que Mᵉ Lenoble les lui rendit ; que Mᵉ de Houppeville fit connaitre, par le replacement de ces dites feuilles dans le registre en l'endroit d'où elles avaient été tirées, qu'elles étaient les feuilles en question ; ledit seigneur pré-

sident demanda à Me Lenoble qui est-ce qui lui
avait donné lesdites feuilles, Me Lenoble répondit
que c'était Me Estard, son confrère.

Il fut alors ordonné à Me Houppeville, alors
médecin du Roi, de faire relier lesdites feuilles
dans le registre à la place qu'elles occupaient, et
de faire renuméroter les feuilles. — En l'absence
de Me Estard, le Collège remet sa délibération à
un autre jour.

24 JANVIER 1718.

Le Collège assemblé pour faire exécuter, à M^e
de Hénaut, la délibération qui fut prise dans la
salle des Carmes, lors de son agrégation, il a été
arrêté unanimement que, vu que le registre du
Collège n'était point aux Carmes dans ce temps,
et que les conditions auxquelles il a adhéré, sont
au dos de la thèse qu'il a signée, et qu'il *a re-*
noncé à suivre, pour l'avenir, sa doctrine des so-
lides et fluides; que ladite thèse sera insérée, pour
en faire foi, à la page de ladite délibération faite
pour sa réception, en exécution de quoi les termes
employés au dos de la thèse ont été transcrits
ainsi : « Le Collège, après avoir entendu les réponses de Me de Hénaut, durant deux jours, sur
sa thèse et sur sa *fortuite* [1], a décrété de lui *or-*

---

[1] Question tirée au sort,

donner que, dans la pratique, il ne suivra pas le système des solides et fluides, et qu'il ne traitera aucune maladie de conséquence sans l'avis d'un de ses collègues pendant deux ans, et, à ces conditions, il a été reçu aujourd'hui 9 mars 1717. *Signé*, DE HÉNAUT, et DE HOUPPEVILLE, médecin du Roi.

Instruits par l'exemple d'Estard, qui avait fait disparaître les feuilles du registre injurieuses pour lui, mais qu'il avait méritées, le Collége passe outre, et décrète qu'à l'avenir, pour éviter toute espèce de soustraction, toutes les pièces seront conservées dans des archives fermées; il y aura trois clefs, l'une restera toujours entre les mains du doyen du Collége, la deuxième au médecin du Roi, la troisième au plus ancien membre après le doyen. (LHONORÉ.)

1ᵉʳ OCTOBRE 1718.

François Lenoble, médecin du Roi.

(*L'année* 1719 *manque.*)

4 JANVIER 1720.

Le Collége des chirurgiens de Rouen ayant refusé de payer les 50 liv. dues au médecin du Roi, qui fait les discours anatomiques ou ceux sur les opérations, a commis Néel père, pour faire les diligences et poursuites nécessaires en justice pour contraindre à remboursement. Reu et Estard lui sont adjoints. (Néel.)

Mardi 20 Aout 1720.

La place de médecin du Roi étant devenue vacante par la mort de Balthazar Néel, Germain Lhonoré est élu pour le remplacer jusqu'à la fête de saint Luc. (Lhonoré.)

9 et 10 Septembre 1720.

Jacques Rocquette, reçu à l'Université de Caen, passe sa thèse sur la fièvre scarlatine, éminemment pernicieuse. Il est admis à l'agrégation après avoir prêté serment.

4 Octobre 1720.

Élection de Jean Néel.

1721.

Délibération sur l'entrée et l'admission des marchandises suspectes de la contagion de Marseille ou des environs.

A la réquisition de M. de Pontcarré, premier

président, de M. de Goujon de Gasville, intendant, du corps des maire et échevins de cette ville, le Collége extraordinairement convoqué en la maison de M⁰ Néel, conseiller-médecin du Roi, pour porter sa décision sur les articles suivants, après une très exacte et attentive discussion, a répondu au premier article :

1° *Savons*. Que la substance grasse et mucilagineuse des savons et par conséquent très poreuse, développée par l'eau bouillante, en donnant issue aux atomes contagieux, est infiniment capable d'infecter [1] ;

2° *Huiles*. Que, par la même raison, les huiles contenues dans des barriques dont la substance poreuse s'en laisse toujours un peu pénétrer jusqu'au dehors et par la bonde, ne doivent point être admises, non plus que les cruches qui les contiennent bouchées de liége, recouvertes de cuir ou de vessies de porc ;

3° Le même jugement est porté contre les olives qui laissent échapper de leur substance une saumure huileuse, dont les pores de leurs barils ne sont point à l'épreuve.

4° *Figues, raisins, jujubes.* Quelqu'évent que l'on puisse faire de tous ces fruits, leur substance mielleuse et très pénétrable les rend trop suspects pour les admettre.

[1] Diœmérbrock , *Description de la peste de Nimègue.*

5° *Soudes*. Les soudes, par leur tissure ferme et plus solide, semblent en apparence moins susceptibles de contagion, mais c'est une masse de sel très poreuse, et dont les petites *prisons labyrinthiques* sont propres à loger les parties *spirales et floconneuses de l'atmosphère*. La voix unanime du Collége leur donne exclusion.

6° A l'égard des laines, cotons, lins, fils, chanvres, filasses, soieries, filoselles, pelleteries et tout ce qui en est ou peut être composé, en tout ou partie, *la question ne s'en doit point former*; elle se décide par elle-même. La triste expérience ne le confirme que trop, et la mémoire nous en est encore trop fraîche en cette ville, que la peste désola en l'année 1668, selon le témoignage public et celui de nos deux plus anciens médecins qui vivent encore, MM. de Houppeville et Lhonoré, que, par l'ouverture qui se fit chez un négociant, d'une balle de laine qui était sortie des pays du Nord, infectée plus de deux ans avant qu'elle causât ici cette contagion pestilentielle qui se termina par une dysenterie épidémique.

Enfin, si, comme le remarque, d'après l'observation *récidivée*, un des plus célèbres médecins du dernier siècle (Ettmuller, professeur à Leipsick), *vestes, litteræ, nummi inficiunt*; quelles précautions et quelles réserves de sagesse ne doit-on prendre ! *ne serait-il pas même louable d'y excéder ?*

C'est le jugement que nous en portons.

Délibéré à Rouen, le 2 décembre 1720, et enregistré le 13 janvier 1721. En note est écrit : Remis ce jour la copie aux mains de M. Bailleul, procureur du Roi de la ville, qui l'envoya au Conseil de régence, par ordre de M. le premier président, à qui j'avais eu l'honneur d'en faire la lecture. (Jean Néel.)

1723.

Samedi 8 Février.

Le Collége convoqué dans la maison de Michel Estard, on met en délibération la réception de Jacques Lange, docteur de la Faculté de Caen, qui a déposé ses titres constatant qu'il avait étudié pendant trois ans. Il est décidé que Me Lange, ayant pris connaissance des Statuts, sera contraint de faire une quatrième année d'études avant d'être admis à concourir pour l'agrégation. (Estard.)

Et, à la même heure, étant encore en séance, s'est présenté Adrien Larchevesque, de Calais, docteur-médecin de la Faculté de Caen, qui présente ses titres pour obtenir l'agrégation, qui, lus avec attention, prouvent qu'il a exercé la médecine pendant deux ans dans une ville , et qu'il plaise au Collége de le recevoir. Leur vérification est confiée à Houppeville.

1ᵉʳ Avril 1723.

Le Collége examine les lettres de maître-ès-arts présentées par M Edmond Macsuyny, bachelier, licencié, maître-ès-arts, candidat pour exercer la médecine. Le Collége décide qu'avant de se présenter, le candidat devra présenter un diplôme obtenu dans l'une des Académies suivantes : Paris, Montpellier ou Caen, et y prendre ses grades. (Estard.)

Ce même 1ᵉʳ Avril.

Sont présents : Mᵉˢ Larchevesque et Lange, qui sont introduits l'un après l'autre , dans une *tenue décente*. Ils font chacun un discours sur l'institution , et réclament un sujet de thèse pour le traiter et le soutenir, ce qui leur est accordé , à cette condition de payer les 3oo liv. d'honoraire. Voici les questions échues à Mᵉ Larchevesque :

1° *Si la péripneumonie peut être accompagnée d'ictère chez une femme enceinte ?*

2° *Doit on saigner les calculeux ?*

Celle-ci à Lange : *Existe-t-il des remèdes spécifiques contre l'asthme des femmes en couches ?*

13

1ᵉʳ Juin 1723.

Est présent Mᵉ Macsuyny, qui dépose ses lettres de docteur en l'Académie de Caen. Il reçoit cette question à traiter pour thèse : *Existe-t-il un remède certain contre les affections hypocondriaques ?*

1ᵉʳ Octobre 1723.

De Hénaut est élu médecin du Roi.

Dimanche 12 Décembre 1723.

Séance extraordinaire provoquée dans la demeure de Jean-Baptiste de Hénaut, pour traduire devant les tribunaux les chirurgiens qui se livrent à la démonstration de l'anatomie. Il est décidé qu'on leur signifiera, par ministère d'huissier, la défense de se livrer à ce genre de démonstration. (De Hénaut.)

Mardi 11 Janvier 1724.

On s'entretient de l'épidémie de variole qui a régné pendant l'automne.

Larchevesque fournit la preuve qu'il a exercé,

pendant deux ans, dans une petite ville du pays de Caux, près du port de Saint-Valery. Il est autorisé à passer sa thèse.

On donne lecture d'une lettre fort vive de Mᵉ Reu, par laquelle ledit Mᵉ présente le compte de ses dépenses pendant les deux années de sa gestion, et demande que chaque membre y contribue pour sa part. On pense que cette proposition demande à être mûrement examinée. Le Collége se réunira dans la soirée pour réprimer l'ardeur processive de ce membre. (DE HÉNAUT.)

24 JANVIER 1724.

Séance pour donner son avis sur l'attaque de Reu et la réponse d'Estard. Les comptes de Reu sont acceptés après les explications d'Estard, qui seront consignées sur le registre.

Sont introduits les syndics des pharmaciens, qui demandent l'établissement d'un code pharmaceutique dans lequel serait repoussée la composition surannée des préparations de fer. Ils recommandent l'usage de médicaments plus recherchés, et la manière de les préparer d'une façon plus convenable.

Ils demandent, dans l'intérêt des malades, que l'on formule les prescriptions en latin.

Ils sollicitent le Collége de présenter une requête aux juges pour sévir contre une foule de charlatans qui exercent impunément la médecine et *empoisonnent* la ville de remèdes.

Voici l'avis du Collége :

Tous et chacun travailleront à préparer, le plutôt possible, le code pharmaceutique.

Les prescriptions se feront en latin, pour éviter la curiosité des malades et de ceux qui les entourent.

Ils promettent d'employer tous leurs soins à faire des procès à ceux qui exerceront une partie quelconque de l'art de guérir.

5 Avril 1724.

Mᵉ Larchevesque demande à soutenir sa thèse; quoique le Collége soit parfaitement disposé à l'accueillir, on remet la fixation du jour après le retour de M. le premier président, qui doit être le plus *glorieux ornement* de la cérémonie.

Lange déclare que sa thèse est terminée; le Conseil le renvoie à deux mois, pour avoir le temps de l'examiner et en ordonner l'impression.

Se présente ensuite un candidat chirurgien de faubourg qui, sous les auspices de Mᵉ Gautier, chirurgien de Rouen, présente une requête apostillée par Mᵉ Degouey, l'un des premiers lieutenants du premier chirurgien du Roi; laquelle requête indiquait que le jeudi saint, au mois d'avril, ledit candidat ferait partie de la maison de M⁰ Degouey.

Presqu'en même temps, l'huissier présente requête au médecin du Roi, *avec injonction* d'assister à l'examen, à 8 heures du matin, si une autre heure ne peut lui être agréable. Le médecin accorde l'heure demandée pour l'examen, mais *avec la réserve de son droit acquis de fixer l'heure.*

7 Juin 1724.

Le médecin du Roi annonce qu'au premier jour du mois, il devait aller dans le local des chirurgiens interroger un candidat en chirurgie ; qu'il avait refusé de faire cet examen dans une autre maison plus convenable, disait-on, et de donner la faculté d'interroger avant lui le candidat ; qu'il ne reconnaissait pas au chirurgien Degouey le droit de s'immiscer dans les affaires de l'ordre des médecins de Rouen.

Et en vertu des lois et règlements maintes fois confirmés, il désire être autorisé à soutenir les droits du Collége ; pour quoi on décide de voir M⁰ Perchel, avocat au Parlement, par l'autorité duquel on peut mener à bien la controverse avec le chirurgien susdit, et d'exposer dans une requête au célèbre M. de Gasville, intendant

général de la Haute-Normandie , la nécessité
d'appeler en justice le susdit chirurgien M° Degouey.

19 Juin 1724.

Les 3 et 4 juillet sont indiqués à Larchevesque
pour soutenir sa thèse.

M⁰ Lange donne lecture d'observations contre
les erreurs et les préjugés du vulgaire en médecine. L'auteur reconnaît lui-même qu'une partie
doit en être retranchée. (De Hénaut.)

Lundi et Mardi 3 et 4 Juillet 1724.

Adrien Larchevesque disserte sur les calculs
biliaires. La question donnée par le médecin du
Roi est celle-ci : Une femme de 40 ans, d'un tempérament *tournant* à la mélancolie, d'une sobriété
contestable et sans appétit , avec un pouls fréquent , éprouve des vomissements répétés et une
douleur à peine tolérable dans l'hypocondre droit
et dans la région épigastrique ; sa face offre une
teinte jaune-citron , les déjections alvines sont
incolores , ou plutôt blanches , tantôt avec constipation , tantôt avec une diarrhée abondante ;
quelle maladie a-t-elle ? Après avoir entendu les
réponses très satisfaisantes du récipiendaire , il
est admis à l'unanimité.

Lundi 17 Juillet 1724.

Séance consacrée à l'examen de l'épidémie régnante de diarrhées et de dysenteries.

On fixe aux 16 et 17 août prochain la thèse de Lange.

13 Septembre 1724.

De Hénaut, médecin du Roi, donne lecture de la consultation de l'avocat au Parlement de Paris, relatif au chirurgien Degouey. Son avis est que le procès dudit Degouey soit porté à la première chambre du Parlement de Paris, et qu'on donne assignation à deux mois, demandant à fournir la preuve des faits que ledit Degouey s'est entremis, à tort, en faveur de Lecauchois, candidat en chirurgie, à l'examen duquel le médecin du Roi ne veut pas se rendre, et qu'il ne veut pas interroger. Le président est invité à donner ses soins à cette affaire. (De Hénaut.)

Vendredi 13 Octobre 1724.

Me Roquette est élu président. On donne lecture d'une requête d'agrégation de Robert Elie. Deux membres sont chargés de la vérification de ses titres.

Le médecin du Roi fait connaître la conduite *indécente* qu'on a tenue au dernier Conseil des chirurgiens, à l'occasion de la résistance opiniâtre du Collége aux tentatives de Degouey, et ce, avant l'examen des candidats. Il dépose une copie de l'exploit signifié par huissier, à l'occasion de la contestation et de l'intervention.

Le président rend ses comptes au Collége, qui les adopte, et, en présence des membres, remet à son successeur Roquette les registres et le sceau de l'ordre..

Aux jours indiqués 16 et 17 août, Mᵉ Lange soutient sa thèse sur les érysipèles du ventre.

16 Novembre 1724.

Le Collége extraordinairement assemblé pour délibérer :

1º Sur l'exploit et assignation au Parlement de Paris, commis au Collége, requête du chirurgien Degouey, se disant lieutenant de M. Maréchal, premier chirurgien du Roi, il a été arrêté que ledit exploit serait envoyé incessamment à Paris, au sieur Michon, pour défendre le Collége contre les prétentions dudit Degouey, et quelle somme d'argent il lui faudrait pour les frais de l'instance.

2º Sur ce qui a été représenté que Mᵉ Reu, médecin du Roi pendant l'année 1722, aurait, depuis long-temps, présenté ses comptes, sans justifier, par aucune pièce, les articles du chapitre de sa dépense ; qu'il serait même encore actuellement saisi du livre des comptes depuis ladite année 1722, et aurait jusqu'à présent refusé de le remettre entre les mains des médecins du Roi qui l'ont suivi, ce qui aurait empêché que les comptes que Mes Estard et Hénaut ont ci-devant rendus, et qui ont été approuvés du Collége, aient pu être inscrits sur ledit livre, et restent sur papiers volants qui peuvent être égarés. Il a été aussi arrêté unanimement que le sieur Reu rapporterait les pièces justificatives des articles de sa dépense pour la lui être allouée ou contredite, et remettrait le livre des comptes entre les mains du médecin du Roi, et ce, au plus tard, dans la huitaine du jour de la signification qui lui serait faite de la présente délibération, sinon et faute par lui de le remettre, qu'il ne sera plus ensuite appelé aux assemblées du Collége, même qu'il sera fait contre lui les diligences nécessaires pardevant le juge qu'il appartiendra, pour l'obliger à remettre ledit livre, ensemble les pièces justificatives de son compte, et autres contenant les affaires du Collége dont il doit être saisi.

3° Sur ce qui a été de plus exposé que les chirurgiens de cette ville et autres continuent d'exercer la médecine et de donner des remèdes aux malades attaqués de maladies internes, au préjudice des règlements, édits et déclarations du Roi, il a été arrêté que le médecin du Roi fera signifier auxdits chirurgiens, l'arrêt de 1707 en entier ou par extrait, à ce qu'ils n'en ignorent, aux fins de les obliger à s'abstenir de continuer de faire la médecine directement ou indirectement, et de donner et fournir aucuns remèdes aux malades attaqués de maladies internes; et les faire condamner, en cas de contravention audit arrêt, en 500 liv. d'amende et aux dépends, dommages et intérêts par le Collége. (*Signé*, Roquette, de Houppeville, Néel, de Hénaut, Larchevesque, Estard et Lange.)

13 Décembre 1724.

Représentations faites par Roquette, président, qu'il était nécessaire d'envoyer immédiatement de l'argent au sieur Michon, avocat au Parlement de Paris, suivant sa lettre du 22 novembre; il est arrêté que, vu que le médecin du Roi n'est encore saisi d'aucuns deniers appartenant au Collége, chacun des agrégés lui remettra entre les mains la somme de 10 liv. pour être utilement employée aux affaires du Collége; ce qu'ont fait à l'instant Houppeville, Néel, Estard, de Hénaut, Lange, Larchevesque. (Roquette.)

Sur ce qui a été, en second lieu, représenté que M. Duvivier se plaignait qu'on ne l'avait pas élu médecin du Roi en l'année....., et que cela pouvait jeter quelque soupçon sur sa conduite et probité dans l'esprit de ceux qui pouvaient en avoir connaissance, il demande au Collége qu'il lui rende là dessus la justice qui lui est due. A l'unanimité, il est déclaré que Me Duvivier n'a jamais mérité de n'être pas élu, qu'au contraire, il était très capable d'en remplir dignement les devoirs, et ont signé : ESTARD, DE HÉNAUT, ROQUETTE, NÉEL, LARCHEVESQUE et LANGE.

1er JANVIER 1725.

Le Collége assemblé, calendes de janvier, chez Roquette, médecin du Roi, pour délibérer sur la requête présentée par le sieur Robert Elie, chirurgien juré à Rouen, ayant obtenu des lettres de docteur en médecine en la Faculté de Caen, et postulant l'agrégation audit Collége. Après l'examen fait de sa requête et autres pièces par lui produites, et qu'il a été reconnu qu'il n'a pas satisfait aux conditions portées par les Statuts dudit Collége, tant parce qu'aux termes d'iceux, il n'a pas pratiqué la médecine pendant deux années dans une autre ville que celle de Rouen,

après l'obtention de ses lettres de docteur ; que,
parce qu'il n'a représenté aucune attestation d'é-
tudes dans les écoles d'aucune Faculté, ni même
aucun extrait justificatif constatant qu'il s'y est
fait inscrire ; desquelles conditions formellement
requises tant par lesdits Statuts que par les arrêts
du Conseil, édits et règlements, Sa Majesté ne
paraît pas avoir accordé audit sieur Elie dispense
entière par les lettres qu'il lui a octroyées, mais
paraît ne lui avoir, au plus, accordé qu'une
dispense des années d'études qu'il aurait exposé
lui manquer, aux termes des règlements, pour
rendre ses études complètes, et ce, pour le mettre
seulement en état de se faire recevoir docteur en
la Faculté de Caen, mais non pas de se faire
agréger au Collége des médecins de la ville de
Rouen, ni préjudicier à leurs Statuts ; ledit Collége, d'une voix unanime, a déclaré ledit sieur
Elie inadmissible à l'agrégation par lui demandée,
jusqu'à ce qu'il ait satisfait à toutes les conditions
susdites, et s'est réservé, ledit Collége, à se pourvoir en temps et lieu, ainsi qu'il appartiendra,
contre la validité desdites lettres de dispenses
d'études obtenues par ledit sieur Elie, comme
ayant été manifestement surprises à Sa Majesté
sur un faux énoncé. Laquelle délibération lui
a été prononcée, sa requête, ses lettres et autres

pièces produites, à lui remises, et s'est retiré.
(Roquette, Estard, Néel, de Houppeville, de
Hénaut, Larchevesque.

20 Mars 1725.

Des deniers restés entre les mains du médecin
du Roi, on enverra 20 liv. à Michon, pour les
frais du procès.

22 Juin 1725 (Extraordinaire).

Pour se conformer à la lettre du 12 juin, chacun
des agrégés verse 5 liv. pour faire 40 liv. que
réclame encore Michon pour les frais du procès.

Sur ce qui a été, en second lieu, représenté
que le sieur Elie, chirurgien, se disant docteur
en médecine en la Faculté de Caen, lequel avait
été, par la délibération des calendes de juillet
dernier, déclaré inadmissible à l'agrégation par
lui tentée, continuait, depuis cette délibération,
de pratiquer la médecine en cette ville, et se
vantait même de *consulter* journellement avec
plusieurs des agrégés du Collége, ce qui est directement opposé aux Statuts dudit Collége, aux
édits et déclarations du Roi, et ne doit pas être
toléré, il a été pareillement arrêté, d'une voix
unanime, 1° qu'aucun desdits agrégés ne consultera avec ledit Elie, à peine de n'être plus appelé,

dans la suite, aux assemblées du Collége ; 2° que le médecin du Roi le poursuivra judiciairement pour le faire condamner à s'abstenir de pratiquer la médecine à Rouen, jusqu'à ce qu'il se soit fait agréger au Collége, conformément aux Statuts d'icelui, déclarations du Roi, édits et règlements, lesquels lui seront préalablement signifiés, comme aux autres chirurgiens de cette ville, en exécution d'une des précédentes délibérations du Collége du 16 novembre dernier, à ce qu'ils n'en ignorent, et, en cas de contravention, ils ne puissent éluder l'amende de 500 liv. y portée, et ont signé : ROQUETTE, DUVIVIER, ESTARD, NÉEL, DE HOUPPEVILLE, DE HÉNAUT, LARCHEVESQUE et LANGE.

1ᵉʳ OCTOBRE 1725.

Élection de Larchevesque.

8 JANVIER 1726.

Michon adresse ses conclusions dans le procès pendant devant la grand'chambre du Parlement de Paris, contre Degouey, lieutenant du premier chirurgien du Roi. Le Collége les a fort approuvés, et tous les membres, d'un commun accord, les ont signées sur l'original, que Roquette a promis de lui envoyer pour lui servir de pouvoir; les voici :

« Qu'il vous plaise, etc., ayant égard aux demandes du Collége, et notamment à celle formée par requête du......, donner acte au Collége de ce qu'en expliquant, en tant que de besoin, son opposition à l'arrêt sur requête du 29 août 1724, il déclare qu'il n'a jamais entendu et n'entend point contester au sieur Degouey le droit de présidence sur les simples chirurgiens, tel que l'édit du mois de février 1692 l'attribue aux jurés chirurgiens créés par icelui, mais qu'il entend contester l'étendue que ledit sieur défendeur veut faire de ce même droit jusqu'au médecin du Roi pour lui faire perdre les droits de présence, et d'examiner le premier, qui lui ont toujours appartenu, et dont il a toujours joui : en conséquence recevoir le Collége opposant au dit arrêt sur requête, en ce qu'il est contraire à ces mêmes droits; faisant droit sur l'opposition, sans s'arrêter à la demande du sieur Degouey, portée par sa requête du 6 février 1725, dont il sera débouté, maintenir et garder le médecin du Roi dans le droit et possession de la préséance qui lui appartient, ordonner que, dans les assemblées qui seront faites pour la réception des aspirants, il continuera d'occuper la *séance* la plus honorable, *à la droite* dudit sieur Degouey,

comme aussi maintenir et garder le médecin du
Roi dans le droit et possession d'*examiner le premier* lesdits aspirants, le tout suivant l'ancien
usage, l'édit du mois de février 1692, la sentence
du bailli de Rouen du 31 juillet 1697, et la transaction du 15 août 1709, qui seront exécutés suivant
leur forme et teneur, et attendu que ledit sieur
Degouey a, par *voies de fait*, empêché l'exécu-
cution de ces réglements, et troublé l'usage et
l'exercice des droits du médecin du Roi, et qu'il
les conteste encore aujourd'hui mal à propos,
le condamner en tous les dépends faits tant à
l'intendance de Rouen qu'en la Cour même, en
ceux réservés par l'arrêt du 21 août 1725, sans
préjudice au Collége de tous ses droits et actions,
et de former dans la suite telles autres demandes
qu'il lui conviendra.

23 Février 1726.

On envoie 60 liv. au sieur Michon. — Chacun
donne une *pistole*, ce qui forme 80 liv., dont
60 ont été immédiatement remises entre les mains
de Roquette. Houppeville a promis d'envoyer
aussi sa *pistole*. M⁰ de Hénaut, absent, n'a pas
fourni son contingent. (Larchevesque.)

25 Février 1726.

Houppeville a donné 10 liv. (Larchevesque.)

29 Mars 1726.

De Hénaut donne aussi 10 liv.

8 Mai 1726.

Les conclusions de Michon sont revêtues de toutes les signatures des membres du Collége, moins celles de Duvivier et de Houppeville, qui ont été obligés de sortir pour affaire, après les avoir approuvées de vive voix. On remet cette pièce entre les mains de Me Roquette, qui a bien voulu continuer ses soins pour le procès du Collége.

23 Juillet 1726.

Nouvel envoi de 60 liv. à Michon. Chacun, à ce sujet, paie une somme de 9 liv., ce qui formera celle de 63 liv. Estard, de Hénaut, Roquette, Lange, Larchevesque, ont fourni, sur-le-champ, leur part, dont Roquette est demeuré saisi. Duvivier et Noël sont absents. Le 3 août tous deux ont payé cette somme.

24 Aout 1726.

Le Collége décide d'envoyer une députation à Mareschal au sujet du procès du Collége contre son lieutenant. Roquette est chargé de cette

14

mission; pour les frais du voyage, on lui remet une somme pour laquelle chaque membre donne 20 livres. Duvivier, Estard, de Hénaut et Larchevesque paient de suite. Lange et Néel sont absents.

26 Aout 1726.

Lange paie ses 20 liv.

12 Octobre 1726.

Lange est élu médecin du Roi.

Roquette, de retour de Paris, dit qu'outre les 100 liv. qu'on lui avait donné, il a, de plus, dépensé 76 liv., et qu'il était encore, outre cela, en avance de 3 liv. 2 sols 6 deniers. Il est convenu qu'on lui remboursera le surplus.

17 Décembre 1726.

Le secrétaire du premier chirurgien du Roi propose de réduire à deux les assistances des médecins aux examens de réception des chirurgiens, et ce, contre l'usage, puisque le sieur Mareschal lui-même avait accordé davantage. Eu égard à des propositions aussi peu justes, on continuera le procès engagé; seulement, on fera savoir à l'avocat Michon, que Me Mareschal ayant

actuellement, dit-on, sous presse des Statuts particuliers pour les chirurgiens de la ville de Rouen,
on suspendra toute poursuite pour avoir, avant
tout, connaissance desdits Statuts.

On a proposé de plus de payer chacun le reste
de son contingent pour les frais du voyage de
M⁰ Roquette, liquidés à chacun 6 liv. 3 sols
8 deniers par tête, laquelle somme a été payée
à M⁰ Estard, qui avait bien voulu en faire les
avances, et cela par MM⁰ˢ Duvivier, de Hénaut,
Larchevesque et Lange. M⁰ Néel ne s'étant point
trouvé à l'assemblée, le Collége a conclu que
M. le médecin du Roi lui écrirait une lettre honnête pour le prier de vouloir bien fournir sa
quote part de 6 liv. 3 sols 8 deniers, ensemble
celle de 20 livr. qu'il doit, et celle de 4 liv. qu'il
doit plus anciennement, le tout faisant la somme
de 30 liv. 3 sols 8 deniers (LANGE)¹.

10 MARS 1727.

On donne communication d'une lettre de
l'avocat Michon, qui mande que sur l'appel en
cause signifié à la Communauté des chirurgiens
de Rouen, touchant les droits du Collége en
litige avec le sieur Degouey, la Communauté a

¹ M⁰ Néel m'a payé le somme ci-dessus indiquée (LANGE).

répondu pour défense, qu'à tort on l'a mise en cause, parce qu'il n'est plus question de la transaction de 1709; que l'édit de 1723 déroge à celui de 1692, et a fait passer au premier chirurgien du Roi tous les droits honorifiques et usités des chirurgiens jurés réunis à la Communauté, et que ledit premier chirurgien du Roi a fait passer tous ses droits au sieur Degouey; qu'on ne peut éviter de payer les charges pour l'acquit desquelles lesdits droits ont été attribués, et, enfin, qu'ils sont assez à plaindre de voir ledit sieur Degouey jouir de tous leurs droits pendant qu'eux ne sont pas remboursés de la finance qu'ils ont payée pour leur acquisition.

Il a été délibéré qu'on s'en rapporterait au sentiment du sieur Michon, pour ce qui concerne la dépense aux défenses de la Communauté des chirurgiens, et qu'il sera prié d'agir conformément à son sentiment qu'il nous a ouvert lui-même dans une de ses lettres, la même qui nous a déterminée à appeler ladite Communauté en cause, et que M° Roquette qui veut bien continuer à lui écrire, le priera surtout en général d'éviter la multiplication des incidents (LANGE.)

10 JUIN 1727.

Pas de maladies régnantes.

1ᵉʳ Septembre 1727.

On donne communication d'un écrit signifié par Mareschal, dans lequel il affirme, sur de simples oui-dires, que les médecins agrégés au Collége, sont subrepticement reçus dans leurs degrés par des Universités non célèbres où ils ont obtenu des lettres à prix d'argent, que *la chirurgie est au-dessus de la médecine*, que le Collége a manqué à la parole qu'il lui a donnée, et autres choses non moins injurieuses que fausses. Le Collége a délibéré d'envoyer au sieur Michon une réponse audit écrit, laquelle réponse a été lue après lui par Mᵉ Roquette, et approuvée par le Collége pour servir de mémoire audit sieur Michon.

« On a aussi résolu de donner chacun 12 liv. qui composent la somme de 72 liv., laquelle a été remise par moi (le 16 septembre), à M. Roquette, lors de son départ pour Paris, pour les remettre en tout ou partie audit sieur Michon pour les frais de la procédure. »

Mᵉ Roquette n'a pas donné sa quote part de 12 liv., parce qu'il lui en était dû une partie par le Collége pour port de lettres et autres menus frais dont il comptera avec le Collége, ainsi que du surplus de la somme (Lange).

13 Octobre 1727.

Election de Duvivier pour l'année qui commencera à la saint Luc.

Les lettres et la requête de M. Moreau ont été présentées. De Hénaut est chargé de les examiner, et d'en faire son rapport aux prochaines calendes. Il est décidé qu'on paiera à l'Hôtel-Dieu deux années de la rente échue.

12 Janvier 1728.

Quand Me Moreau aura satisfait à tous les règlements, déposé un acte baptistaire et une *attestation de bonne vie et mœurs*, il pourra se présenter.

11 Mars 1728.

Nouvel envoi de 84 liv. à Michon pour soutenir le procès contre Degouey, Mareschal, *et les chirurgiens du Roi qui sont intervenus en cause.*

4 Octobre 1728.

Election de Néel médecin du Roi.

Le Collége, à l'occasion de la présentation de De la Roche, donne pour point de thèse cette question : *dans l'érysipèle compliqué de pleurésie*

pulmonaire et de diarrhée, doit-on préférer la sai-
gnée à l'émétique ?

(*L'année* 1729 *manque.*)

6 NOVEMBRE 1730.

Le Conseil va complimenter M. de Pontcarré
fils, à son retour de Paris, comme premier président au Parlement de Normandie. Excellent
accueil de ce magistrat.

28 JANVIER 1731.

Gautier, chirurgien de Rouen, avait fait de son
chef une saignée du pied, et ordonné un lavement
de plusieurs abortifs à la dame Jore, demeurant
rue *du Gros* Horloge (*sic*), qui était dans le
huitième mois de grossesse, et attaquée de convulsions, sans disposition prochaine à l'accouche-
ment avant lesdits remèdes, tandis que Me Estard
avait consulté : Un lavement adoucissant et une
saignée du bras, et s'était opposé formellement
à la saignée du pied. Sur la plainte d'Estard, il a
été délibéré par les médecins du Collége unanimement, de présenter une requête contre ledit
Gautier à M. le lieutenant-général au Bailliage
de cette ville, et de faire toutes les autres procédures nécessaires pour le faire condamner, et
faire réitérer les défenses aux chirurgiens et à

toutes autres personnes sans qualité, de s'immiscer
à exercer la médecine et de prescrire aucuns
remèdes, et ordonner aux chirurgiens d'exécuter
ce qui leur sera prescrit par les médecins, et
chaque membre du Collége s'est engagé de fournir à tous les frais dudit procès, jusqu'à arrêt
définitif (DE HÉNAUT.)

25 AVRIL 1731.

L'ordre se rassemble pour s'occuper des maladies épidémiques qui règnent en ce moment :
péripneumonie, fièvres continues inflammatoires
et catarrhales.

Il est ensuite proposé de soumettre à l'approbation du Roi le décret promulgué au mois de
mars dernier, sur l'exercice de la médecine,
dans lequel sont indiquées les limites disciplinaires de l'exercice de la médecine et de la vente
des remèdes secrets.

On donne enfin lecture d'une lettre de M. Mouchot, procureur au Parlement de Paris, qui expose
au Collége, que madame Michon, mère de M Michon, attend avec anxiété les honoraires dus à
son fils pour frais et écrits faits par lui dans le
procès *vigoureux* intenté par le Collége contre
Degouey. Il est décidé que le docteur Roquette,
délégué du Collége, donnera au sieur Mouchot

tous les renseignements à sa connaissance sous
le plus bref délai, et fera de suite passer les honoraires dus à Michon.

28 Mai 1731 (Séance extraordinaire).

Sur les demandes faites par la dame Gallette,
veuve Mallet, et, en premières noces, du sieur
Michon père, de la somme de 828 6 liv. sols pour
les honoraires du sieur Michon, son fils, et le
paiement des procureurs qui ont occupé pour le
Collége, a délibéré que le médecin du Roi écrira
au sieur Bois, procureur au Parlement de Paris,
pour le prier de terminer tous les différends avec
la dame Michon, et de lui faire tenir la somme
de 516 liv. 6 sols, savoir : les 300 liv. restées aux
mains de Me Néel, et de plus, la somme de
216 livres 6 sols, dont MM. Duvivier, Néel,
Estard, Larchevesque, Lange, avec le médecin du
Roi, seront également contribuables, savoir :
chacun pour la somme de 36 liv. 1 sol, que le
médecin du Roi *envoyera* après les avoir reçus.
Me Estard écrira à M. Bougler, avocat au Parlement de Paris, pour le réglement définitif du
mémoire que ladite dame veuve Michon a donné,
priant les dits sieurs Bougler et Bois de donner au Collége un entier éclaircissement de ce
que M. Julien, avocat fort connu au Parlement

de Paris, a mandé à Mᵉ Néel, par une lettre communiquée au Collége ledit jour, que ledit sieur Michon n'était pas immatriculé au tableau des avocats du Parlement de Paris, ni dans celui des avocats du Conseil.

Estard, Duvivier, Larchevesque, Lange, payent de suite chacun 36 liv. 1 sol, ainsi que Néel.

2 JUILLET 1731.

Délibération sur la lettre de M. Bois, qui accepte d'occuper pour le Collége. On lui donnera une procuration devant notaire pour le procès de Degouey.

9 JUILLET 1731.

Exploit délivré au médecin du Roi et au Collége, au nom de la veuve Michon, par un huissier de Chartres, avec assignation au Parlement de Paris, pour être contraint payer à ladite Vᵉ Michon, la somme de 828 liv. 6 deniers, à la déduction de ce qui sera justifié par quittance, plus la somme de 55 liv. 4 sols pour le droit de contrôle de 16 deniers pour livre, et la taxe du mémoire de ladite dame Michon; plus, ledit huissier ayant requis, pour son voyage et frais, de payer audit officier la somme de 606 liv., laquelle jointe à celle de 312 liv. de quittance et lettres de paiement faits audit sieur Michon, dont Me Roquette, absent, est porteur, font la somme de 918 liv., à quoi on a déterminé ledit officier de se contenter pour tenir quitte le Collége de toutes les demandes de la dame Michon pour les honoraires de son fils; les résolutions des sieurs Lanier et Mouchot, procureurs au Parlement de Paris, qui ont occupé dans la cause du Collége contre Degouey, les frais de taxe ainsi que de voyage et de diligence et d'assignation par ledit huissier de Chartres, et de tous autres frais et débours faits au sujet de ladite instance, même des lettres dont ledit officier a déclaré que le feu sieur Michon avait acquitté les parts de toutes celles qu'il a reçues (DE HÉNAUT.)

10 JUILLET 1731.

Le médecin du Roi remet à l'huissier Berny, de l'élection de Chartres, les 516 liv. qu'il a entre les mains, et les autres 90 liv. sont payées par Duvivier, Néel, Estard, Larchevesque, Lange, de Hénaut (15 liv. chacun.)

4 OCTOBRE 1731.

Gervais Deslongchamps, docteur de la faculté de Montpellier, adresse ses lettres pour obtenir l'agrégation au Collège. Il demeure constant qu'outre toutes les formalités qu'il a remplies, il apporte encore un certificat de bonne vie et mœurs, la preuve de deux ans d'exercice, et, de plus, trois prix remportés au Lycée de médecine de Montpellier; plus une thèse *brillante*, soutenue à l'Académie de Caen; il est immédiatement admis à se présenter d'après l'avis d'Estard. Ces titres sont encore accompagnés d'une recommandation pressante de l'illustre *Chirac*, premier médecin du Roi, qui témoigne une grande bienveillance pour le Collége, ce qui peut devenir un puissant appui pour lui.

D'autres candidats se présentent, mais ils seront prorogés, n'ayant pas fourni leurs pièces.

Deslongchamps est invité à déposer 300 liv., et la thèse d'agrégation suivante lui est donnée : *Doit-on saigner dans la fièvre maligne compliquée de diarrhée et d'hémorrhagie ?*

Les fonctions de médecin du Roi étant expirées, on accorde au médecin du Roi actuel de Hénaut et à Lange le droit de gestion pour poursuivre les chirurgiens ignorants et les charlatans qui courent la province.

Larchevesque est élu.

5 OCTOBRE 1731.

Payé à l'Hôtel-Dieu 180 liv. pour trois années échues le 30 octobre 1730, suivant quittance du sieur Valtier.

11 Octobre 1731.

Néel remet une quittance de Houppeville de
six années d'arrérages, à compte de 61 liv., et
datée du 19 août 1721;

Plus, un extrait collationné des registres des
délibérations du bureau de l'Hôtel-Dieu de la
Madeleine de Rouen, portant réduction de la
rente de 125 liv., et ladite réduction faite au
denier 40 de l'ancien capital.

17 Octobre 1731.

Est présent M⁰ de La Roche, qui *donne lecture
de sa thèse;* on lui fixe le lundi 26 et le mardi 27
novembre pour la soutenir. (DE HÉNAUT.)

Au jour indiqué, après avoir soutenu cette
thèse et expliqué cette question : *De la Vomique
des poumons,* il est reçu et inscrit, comme agrégé,
au registre de l'ordre. (LARCHÉVÊSQUE.)

30 ET 31 JUILLET 1732.

Après avoir subi sa thèse sur *l'hérysipèle du
poumon,* M⁰ Nicolas-Gervais Deslongchamps est
élu agrégé du Collége.

10 Octobre 1732.

M⁰ Lange est élu médecin du Roi.

L'hiver ayant été froid et sec, on a observé

une épidémie particulière, mais non contagieuse, affection *catarrhale*, dite coqueluche[1], qui se manifeste par une violente douleur de tête, diffi- culté de respirer, toux sèche le plus souvent, quelquefois férine, souvent, *très souvent même accompagnée de fièvre* (tisane béchique, bouillon gélatineux, air chaud, le plus souvent sans be- soin de saigner), plus fréquente chez les jeunes sujets que sur les adultes, mais sans danger, *quoique parfois mortel chez les vieillards*, et que le retour de la belle saison fait disparaître. Par l'ordre du Collége, ce tableau a été consigné sur les registres pour être transmis à la postérité médicale.

15 Octobre 1732.

Élection de M⁰ Tiphaine de **La Roche**, en qua- lité de médecin du Roi.

Présentation des lettres et certificats de Mᵉ Du-

[1] Il est clair qu'en employant comme traduction du mot *cucullus* le mot *coqueluche*, Lange, le rédacteur de ce passage, a commis une erreur grave. D'abord, la coqueluche est une affection laryn- gienne spasmodique éminemment nerveuse et non une affection *catharrale* ; le tableau présenté est positivement celui de la *grippe* qui vient par fois encore nous visiter. Il démontre d'une manière évidente que l'observation, à cette époque, était complète et par- faite, si les explications n'en portaient pas le caractère, et dé- montre une fois de plus l'identité du génie épidémique qui, après 113 ans, présente l'analogie complète des causes, du pronostic, de la durée, du traitement et des résultats.

chauffour de Boisduval, docteur de la Faculté de Caen, avec un certificat d'études en philosophie, de maître-ès-arts, bachelier, licencié et docteur de l'Académie de Caen, un certificat de deux ans de pratique à Evreux, et un certificat de bonne vie et mœurs. Il est admis à l'unanimité [1].

12 Novembre 1733.

Le président donne lecture d'une lettre de Me Pistalozzi, premier syndic procureur du Collége médical de Lyon, à l'occasion du procès contre Degouey, qui demande une copie des Statuts de 1692, attendu que la cause du Collége de Rouen est celle de tous les Colléges de médecins du royaume.

Il donne ensuite lecture d'une autre lettre de Boisduval actuellement à Paris, qui se propose officieusement pour gérer assidûment la procédure contre Degouey. Sa proposition est acceptée à l'unanimité. (DE LA ROCHE.)

13 Février 1734.

On décrète la présentation d'une requête au chancelier de France. M. Marie, avocat du Col-

[1] On recevait les candidats plus promptement qu'autrefois, en raison des besoins du trésor.

lége au grand Conseil du Roi, est prié de la rédiger. Cette requête reçue, approuvée, discutée,
est renvoyée sur-le-champ.

13 Aout 1734.

Par une autre décision, Me Duchauffour de
Boisduval, élu agrégé du Collége à l'unanimité,
soutient sa thèse et traite la question, les 2 et 3
août. Le sujet indiqué était : l'*hydropisie du pé-
ricarde avec les polypes du cœur.* (DE LA ROCHE.)

15 Novembre 1734.

Deslongchamps est élu Conseiller-médecin du
Roi.

22 Aout 1735.

Le Collége assemblé à 4 heures après midi,
pour délibérer sur une ordonnance de M. le lieutenant-général de police, signifiée le 22 août sur
les 9 heures du matin audit médecin du Roi, aux
fins de se transporter et se trouver, heure présente, au Vieux-Palais, pour être présent à la
composition des drogues qu'un nommé Ferrand,
opérateur, arrivé en cette ville depuis quelques
jours, doit faire tant en la présence de M. le lieutenant-général de police et de M. le procureur du

Roi audit siége, que du sieur Jamet et d'un des gardes apothicaires de cette ville, et du sieur Deslongchamps, médecin ordinaire du Roi.

Le Collége ayant mûrement délibéré sur le rapport qui lui a été fait, tant de la teneur de ladite ordonnance, que de ce qui s'est passé dans une des salles du Vieux-Palais, toutes les voix alternativement prises, a été d'avis que, sans s'arrêter à la démarche faite ce matin, il représenterait à tel juge qu'il appartiendra les justes motifs d'opposition et de protestation de nullité de tout ce qui a été fait et pourra être fait et signifié par la suite audit médecin du Roi. En conséquence ont signé tous les membres.

23 Aout 1735.

Séance extraordinaire sur la communication d'une deuxième sommation en forme de contrainte, de la part de M. le procureur du Roi, de police et ordonnance; en conséquence de ladite ordonnance de M. le lieutenant de police, en date du 22 août et signifiée le 23 août après midi, est d'avis unanime d'autoriser le sieur Deslongchamps d'interjeter appel de ladite ordonnance et contrainte, et pour ce, de consulter M. Perchel, avocat au Parlement, pour diriger la forme dudit appel devant tel juge qu'il appartiendra.

15

26 Aout 1735.

En conséquence d'un exploit ou sommation du
22 août 1735, d'une contrainte de 500 liv. en forme
d'amende du 23 août par rapport au défaut; le tout
signifié au sieur Deslongchamps, et d'une saisie
de meubles faite le 24 dudit chez ledit sieur,
est comparu sieur Deslongchamps en l'hôtel de
M. le lieutenant de police, lequel a dit qu'il a
comparu pour obéir à justice, ainsi qu'il avait
fait le 22 août, sans que cela puisse préjudicier
à ses droits ni à ceux du Collége; qu'au moyen
de la présente comparution, a déclaré qu'il se
désistait de l'appel et du haro par lui interjeté
devant M. d'Esneval, pour lors président en
charge, même nous priait de lui donner aussi
acte des raisons et soutiens qu'il entend donner
au Collége, savoir: que l'on ne peut être présent
à la visite des drogues et à la composition de
l'orviétan du sieur Ferrand, *opérateur*, attendu
que le brevet dont le sieur Ferrand se prétend
porteur, n'est point connu dudit sieur Deslongchamps, ni du Collége, et qu'un double imprimé
d'icelui n'a point été envoyé par M. le premier
médecin du Roi audit Collége, en vertu de l'arrêt
du Conseil du mois de mars 1731, portant établissement d'une commission, que ledit sieur
Deslongchamps nous supplie aussi de faire atten-

tion que , dans la signification à lui faite le 22
août, il est sommé de se trouver, heure présente,
au Vieux-Palais , à la composition de l'orviétan
du sieur Ferrand, ce qui gêne et peut préjudicier
la liberté dudit Collége et dudit sieur Deslongchamps pour visiter des malades pressés à voir ;
que, dans de pareilles circonstances, s'il n'avait
pas la liberté d'aller à ses malades, il serait exposé à des contraintes onéreuses ; qu'enfin la
signification qui lui a été faite, ne lui laisse la
liberté ou l'alternative d'y aller ou non; soutient,
par ces raisons, qu'il doit être déchargé de ladite
contrainte de 500 liv. et saisie de ses meubles,
en conséquence , et nous prie de trouver bon
qu'il n'assiste pas à la composition de l'orviétan
du sieur Ferrand, tant que le double de son brevet ne sera point arrivé; qu'alors qu'après qu'il
aura reçu le double du brevet, il indiquera le
lieu où il jugera à propos d'examiner les drogues
dudit orviétan, et donnera son rapport de la composition d'icelui, ce qu'il a signé du consentement du Collége , sur la plumitive du greffe de
police, ce 26 août 1735. (DESLONGCHAMPS.)

28 AOUT 1735.

Sur la remontrance faite audit Collége, que
le docteur médecin du Roi et ses confrères avaient

été convoqués par des billets de convocation ordinaire apportés par les sieurs Chandelier, apothicaire - conducteur , et Lecointe, aspirant à
la pharmacie, et Le Clerc de la communauté des
gardes apothicaires, aux fins de se trouver le
dixième jour d'août sur les deux heures après
midi au bureau des gardes apothicaires, pour
y présider à l'examen du chef-d'œuvre dudit sieur
Lecointe, aspirant, il serait arrivé que, par un
qui pro quo desdits gardes et conducteur, lesdits
gardes ne se seraient pas trouvés à l'heure marquée audit bureau ; sur quoi le médecin du Roi
et ses confrères, surpris d'avoir été convoqués et
de ne pouvoir présider à ladite assemblée, l'absence desdits gardes examinateurs y faisant obs-
tacle, envoyèrent, sur les quatre heures après
midi , le sieur Lecointe, aspirant, chez lesdits
gardes, aux fins qu'ils eussent à se rendre à ladite
assemblée pour procéder à l'acte dudit aspirant,
et qu'ayant refusé, le Collége délibéra que lesdits gardes et conducteur seraient *tenus* d'en
faire satisfaction audit médecin du Roi et audit
Collége, faute de quoi ledit sieur Deslongchamps,
tant en son nom qu'en celui de ses confrères,
ferait opposition à l'examen du chef-d'œuvre
futur du sieur Lecointe et protesterait de nullité
contre les actes futurs dudit aspirant , jusqu'à ce
que justice en eût ordonné. A quoi lesdits gardes

et conducteur ont depuis satisfait ; lesdits gardes ayant dit pour raisons que ladite convocation avait été faite par le sieur Lechandelier, sans leur ordre et contre la coutume ordinaire ; pourquoi ledit sieur Chandelier et ledit sieur Lecointe, aspirant, sont venus chez le sieur Deslongchamps, *faire leurs excuses*, et ont été ensuite chez tous ses confrères en faire autant, après quoi les apothicaires sont convenus avec ledit médecin du Roi et le Collége, que, pour éviter dorénavant les *qui pro quo* qui pourraient encore arriver, les billets de convocation seraient signés d'un des gardes apothicaires ; à quoi on s'est arrêté. (DES-LONGGHAMPS.)

4 Octobre 1735.

M⁰ de Laroche est chargé de remettre la somme de 4o liv. aux mains de Deslongchamps, laquelle jointe à 2o liv., formerait 6o liv. pour payer une partie de rente de 6o liv. due par le Collége à l'Hôtel-Dieu. (DESLONGCHAMPS.)

4 Octobre 1735.

Boisduval est élu médecin du roi.

6 Juin 1736.

On agira, conformément à l'avis de M. Perchel, dans les affaires présentes qui regardent les droits de la charge de médecin du roi, lors de l'installation des trois chirurgiens reçus par arrêt du Conseil, savoir : Toussaint, Beaumont et Dourignac. (BOISDUVAL.)

15 OCTOBRE 1736.

Election de Néel, médecin du roi.

1ᵉʳ OCTOBRE 1737.

Election d'Estard, médecin du roi. (NÉEL)

Liste des Médecins du Collége à cette époque.

1° François DUVIVIER, doyen.
2° Jean NÉEL fils.
3° Michel ESTARD.
4° Jean-Baptiste DE HÉNAULT.
5° Jean ROQUETTE.
6° Adrien LARCHEVESQUE.
7° Jacques LANGE.
8° Guillaume THIPHAIGNE DE LA ROCHE.
9° Nicolas-Gervais DESLONGCHAMPS.
10° Pierre DUCHAUFFOUR DE BOISDUVAL.

(Intervalle de deux ans, pendant lesquels on ne trouve pas de traces de procès-verbaux La cause en est ignorée.)

24 Janvier 1739.

Le doyen, le médecin du roi et M^e de La Roche ont été consulter M. Perchel, célèbre avocat[1] au Parlement de Normandie, sur les moyens de réprimer l'audace incroyable et impunie d'un chirurgien de Rouen, qui, ces jours derniers, dans des affiches placardées dans les carrefours de la ville, prend le titre de docteur et professeur, sans que les titres lui en aient été conférés par le Collége[2].

4 Février 1739.

Convocation pour délibérer sur le procédé du sieur Lecat, M^e chirurgien à Rouen, qui continue de faire les leçons et démonstrations de chirurgie, avec les ornements et les titres de docteur et professeur ; le Collége arrête qu'on le poursuivra judiciairement, que le médecin du Roi écrira aux Facultés de médecine de Paris et de Caen, au nom du Collége, pour leur exposer les procédés dudit sieur Lecat, et leur faire savoir et tenir une copie de la réponse du Conseil, dont ledit sieur Lecat se prétend autorisé, ensemble des affiches qu'il a fait mettre dans les carrefours

[1] Il est nommé tantôt Percelle, tantôt Perchel.
[2] Ce chirurgien était Lecat.

de cette ville. (NÉEL, ROQUETTE, BOISDUVAL, LANGE, DE LA ROCHE.)

23 MARS 1739.

Réunion pour délibérer sur le procédé du sieur Lecat, M^e chirurgien, qui prend, dans des affiches, les titres de docteur et de professeur ; a délibéré que le sieur De Hénaut, médecin du Roi, poursuivrait ledit sieur Lecat pardevant MM. les juges du Bailliage de Rouen, pour lui faire défenses de prendre lesdites qualités, et d'exercer aucunes fonctions des médecins.

22 AVRIL 1739.

Au sujet du procès intenté au sieur Lecat, lequel aurait donné communication du projet qu'il avait pour ses défenses dans ladite instance, on ne croit devoir faire attention à ce projet d'écrit, lequel contenait des *puérilités*, ou du moins des raisons faibles et imaginaires, et on remet à Me Lange ledit projet, ainsi qu'il l'a communiqué.

On délibère sur le contenu de deux lettres écrites de Pavilly à M. le lieutenant-général de police de Rouen, concernant les maladies de ce bourg et des environs, et il est résolu que le médecin du Roi mettrait entre les mains de M. le lieutenant de police un état de ce qu'on doit penser de ces maladies, joint aux moyens de les traiter, ce qui est fait en la manière suivante :

« Le Collége des médecins, assemblé le 22 avril 1739, ayant conféré sur le contenu de deux lettres en date des 17 et 20 du présent mois, envoyées du bourg de Pavilly, et qui ont été remises audit Collége de la part de M. le lieutenant-général de police au Bailliage de Rouen, à l'instant de ladite assemblée, aux fins de remédier aux maladies épidémiques dont plusieurs personnes sont décédées dans ledit bourg, et en d'aucunes paroisses circonvoisines; après avoir mûrement réfléchi sur toutes les circonstances spécifiées dans ces deux lettres, et après en avoir fait la combinaison avec les accidents des maladies qui règnent en cette ville et dans ses environs, on est convenu :

« Que le grand nombre de maladies régnantes ne peut être attribué qu'à l'intempérie singulière qu'on remarque depuis long-temps dans les saisons, et surtout depuis quatre mois. Les mois de janvier et février derniers plus *morfondants* et pluvieux que rigoureux par de fortes gelées, ont été suivis au commencement de mars d'une douceur, et même d'une chaleur prématurée approchant de celles qui accompagnaient la plupart des printemps; depuis la mi-mars, des vents de Nord et Nord-Ouest très forts ont dominé ; le pays a été souvent couvert de brouillards de mauvaise odeur, sur la fin de mars et au commencement d'avril, la terre a été couverte de neiges, il est tombé aussi beaucoup de grêle; il y a eu dans les intervalles des pluies abandantes, très froides, presque continuelles.

« Cette variation si grande et peu ordinaire de la température de l'air n'a pu arriver sans occasionner un dérangement manifeste dans la plupart des tempéraments des personnes faibles qui s'y sont le plus exposées.

« Les parties constitutives du sang plus *condensées* par le froid humide du commencement de l'année, ont *conçu* une prompte raréfaction par la douceur et cette chaleur avancée du mois de mars. Les pores de la peau et les poumons plus ouverts ont donné plus de facilité à l'insinuation des parties *nitreuses* et *corrosives*, de différentes natures, dont l'air a été chargé par les brouillards épais et froids, et dans les temps de neige et de grêle, ainsi que par les vents du Nord et de Nord-Ouest dont on a fait mention [1]. Les parties étrangères et *mordicantes* transmises par ces moyens dans le sang, en ont changé la consistance, désuni les parties, et altéré différemment

---

[1] L'autorité était vraiment bien heureuse de comprendre ces explications.

sa fluidité[1] suivant la constitution particulière des
sujets par rapport à la différence d'âge, de sexe,
de leurs occupations et de leur régime de vivre,
lequel, dans les campagnes principalement, a dû
être peu convenable, à raison de la mauvaise
qualité de beaucoup de blés, et de la rareté des
cidres nouveaux qui a mis la province dans la
nécessité de recourir aux anciens cidres, dont
peu se trouvent de bonne qualité, parce que les
fruits n'ont acquis qu'une maturité imparfaite
par la quantité de pluies du commencement de
l'automne de 1737. On ne doit donc pas être
surpris du nombre de maladies répandues en différents endroits de la province, ni de leurs différentes espèces. Pour nous borner aux maladies
de notre contrée, nos citoyens ont souffert beaucoup de rhumes, différents catarrhes, des maux
de bouche; les gencives, le palais, la langue et
même la gorge de plusieurs personnes se sont
trouvés remplis d'aphtes avec des accidents
scorbutiques; il y a eu beaucoup de feux sau-
vages (zona probablement), et d'érysipèles;
diverses personnes ont été attaquées de petites
véroles, de rougeoles, de fièvres d'écarlate (scarlatines), de fièvres *catarrheuses* assez longues,
beaucoup ont été accompagnées de symptômes

---

[1] Déjà on attribuait à la viciation des éléments du sang les fièvres
graves.

de malignité; les unes ont été suivies de différents abcès; d'aucuns, de tumeurs *carbonculeuses*; on a remarqué en la plus grande partie des éruptions miliaires; le plus grand nombre des malades attaqué de fluxions de poitrine et de péripneumonies dont on a dû reconnaître différentes espèces : quelques-unes ne sont que des *fièvres malignes masquées, puisqu'en peu de jours leur siége primitif change, et, paraissant abandonner la poitrine, va se fixer au cerveau,* et y cause des dépôts inflammatoires. En d'autres malades, *le levain* se porte à la circonférence de leur corps sous l'apparence d'éruptions miliaires salutaires ou mortelles, suivant qu'elle est copieuse et critique, ou qu'elle se fait imparfaitement, ou qu'elle est la suite d'une *corruption* excessive, ou d'une disposition gangreneuse des parties internes.

« On a remarqué touchant les fluxions de poitrine, que celles qui se sont terminées heureusement, ont été accompagnées de sueurs ou de cours de ventre bilieux modérés, tels qu'il en survient assez communément aux pneumonies bilieuses; celles qui ont paru les plus mauvaises ont été sèches, leur douleur était sourde, et descendait vers l'hypocondre droit, ce qui doit faire conclure que le foie était, dès le commencement de ces maladies, la partie la plus souffrante.

« Il est important, d'ailleurs, de s'attacher aux caractères du pouls et du sang, à la facilité ou à la difficulté ainsi qu'à la couleur et consistance des crachats, aux forces et au genre de vie ordinaire des malades, soit pour fonder son pronostic, soit pour se déterminer avec plus de sécurité sur le choix des secours qu'on a coutume d'employer dans ces maladies dont peu de personnes avancées en âge ont échappé.

« Les plus fâcheuses fluxions de poitrine ont commencé par des frissons, chez plusieurs même par des froids longs, par un abattement général avec un pouls petit, fréquent, concentré; la langue y est blanche avec peu ou point de sécheresse, quelquefois on n'y remarque aucun changement dans son état naturel; quelques malades se plaignent d'une grande *douleur de téte, qui est suivie de douleurs de coté souvent gauches et passagères,* ou qui, s'étendant vers le sein droit, s'y font ressentir avec plus de durée. Le deuxième jour, le pouls de quelques malades s'élève, devient plus large et moins fréquent; on a observé en d'aucuns malades qu'il était plus mal, et qu'il était languissant. Quelquefois, on se flatte à ce moment de guérison jusqu'au soir suivant, que le pouls reprenant son irrégularité, sa concentration, et la tête s'embarrassant, on s'aperçoit qu'on a compté sur un calme trompeur; le délire paraît, et quoique , dans le quatrième jour , les autres accidents semblent avoir de la diminution , le délire persévère jusqu'à la mort, qui survient le cinquième où le sixième, sans qu'aucune éruption ait précédé, ou dans les premières apparences d'une éruption superficielle de différentes natures, tantôt sous la forme d'une simple ébullition ou *efflorescence*, tantôt en pustules de différentes autres espèces. On a remarqué à quelques-uns le ventre *large et gonflé* sans évacuation, d'autres ont eu des *flux séreux* bruns sans avoir beaucoup d'élévation ni de tension considérable de bas-ventre.

« Le caractère du sang qu'on a tiré n'a pas été semblable ni uniforme dans ces différentes espèces de maladies , ni même dans toutes les fluxions de poitrine et les pneumonies; les uns avaient le sang dense, couvert d'une couenne ferme, coriace et jaunâtre; en d'aucuns malades, le corps du sang, quoique couenneux en sa surface , nage sous la figure d'un champignon dans beaucoup de sérosité olivâtre plus ou moins bilieuse; on a remarqué chez quelques-uns même, dès le commencement de leur maladie, le sang sans consistance ; ce n'était qu'une espèce de mucilage de couleur grise-verdâtre.

« Pour ce qui concerne les lettres des 17 et 20 avril, il résulte de leur examen , que trois espèces

de péripneumonies et de fluxions de poitrine
règnent aux environs de Pavilly.

« La lettre en date du 17 avril, nous dénote :

« 1° Des péripneumonies conformes en leurs
accidents à celles qui arrivent le plus fréquemment en hiver, dans lesquelles des humeurs *vi-
cieuses et dégénérées* et des *sucs indigestes* se
portent des premières voies dans le confluent du
sang qu'ils épaisissent ;

« 2° Des péripneumonies malignes occasionnées
par une sérosité plus ou moins âcre, *mordicante*
et *vitriolique.*

« La plupart des malades sont pris, suivant cette
lettre, par des frissons avec douleur de tête et
d'épaules. Celles-ci occupent surtout le côté
droit, la toux est violente avec une grande oppression; il y a apparence que, dans la deuxième
espèce les crachats sont plus sanguinolents,
que les malades de cette classe sont moins ex-
posés à l'éruption miliaire, et que dans la première espèce, les crachats sont jaunâtres et visqueux.

« Cette lettre ajoute que les saignées, les sudorifiques, les topiques, les tisanes pectorales ont
été employés sans fruit, et qu'il est mort plus de
la moitié de ceux qui ont été frappés de ce mal,
dans le terme de cinq ou de sept jours. Cependant, de ceux, remarque-t-on, qui *ont été saignés*

d'abord, il en guérit beaucoup plus que de ceux *qui ne veulent point souffrir de saignées.*

« Les accidents spécifiés dans la lettre du 20 avril, désignent dans les péripneumonies un caractère plus inflammatoire qui paraît participer de l'érysipèle du poumon et du *virus* scorbutique. Cette maladie attaque les tempéraments forts et jeunes, elle se manifeste par une grande et vive douleur de côté, avec une oppression considérable, jointe aux crachements de sang. Cependant, le pouls est mol et languissant, la coogulation du sang est dans un plus haut degré dans cette espèce; l'ouverture des cadavres l'a justifié; on a trouvé, sur la surface du poumon, du sang extravasé et coagulé avec des ulcères ou des taches noirâtres dont on a fait couler une sérosité roussâtre; l'effet de l'acrimonie de cette sérosité atteinte *de levain* scorbutique, devient plus sensible par des taches noires qui ont paru sur la langue de quelques malades, la veille de leur mort. Hippocrate et d'autres médecins renommés ont observé des taches semblables lorsque des parties principales internes souffraient quelque suppuration, mais on ne peut conclure de ces accidents aucune preuve de contagion.

« Les indications qu'un pareil concours d'accidents présentent pour en obtenir la guérison, sont de soutenir les forces, lesquelles sont abattues, de lever les obstacles qui se rencontrent toujours dans ces maladies à la circulation du sang; ces obstacles tirent leurs principes, tantôt de sucs *âcres et visqueux qui passent avec le sang, lesquels proviennent des premières voies,* dont les fonctions sont affaiblies; souvent ces obstacles ont leur source dans l'épaississement du sang; il s'agit enfin de corriger, même de délivrer la masse du sang d'une sérosité *âcre et mordicante,* mal liée avec le corps du sang, laquelle imprime un resserrement spasmodique dans le principe du genre nerveux, et y trouble le cours des *esprits* à leur source, ce qui donne lieu au dérangement des principales fonctions de l'économie animale.

« Dans ces vues, lorsqu'un pouls plein et dur accompagne dans les maladies en question une fièvre vive, lorsque les crachats ne viennent qu'avec difficulté, ou sanglants, ou si l'oppression et la douleur de côté sont considérables, on ne peut se dispenser de faire la saignée du bras le plutôt qu'il est possible; il est même nécessaire de la réitérer plusieurs fois.

« Lors, au contraire, qu'un froid vif et durable, joint avec abattement général, sont le prélude de ces maladies, il est de la prudence de recourir d'abord à des cordiaux temperés, pour ranimer les forces vitales; c'est dans ces cas qu'on peut

16

mêler un demi gros de thériaque dans quatre onces des eaux de scabieuse et de scorsonère, avec une once de sirop de capillaire et d'œillet pour en former un julep à donner par cuillerées. Aussitôt que par ces secours, les forces reviennent, le pouls se développe et s'élève Néanmoins, la respiration n'est pas moins contrainte, souvent elle ne se fait qu'avec douleur; dans cette occurrence, ce serait exposer les malades que de différer la saignée, qu'on doit réitérer suivant l'état des forces, et proportionnellement à l'oppression ou au crachement de sang, à la plénitude et à la dureté du pouls

« Lorsque le pouls conserve sa concentration, qu'il continue d'être petit et languissant, si, d'ailleurs, le malade se plaint de nausées, d'embarras à l'orifice de l'estomac, si on remarque de la blancheur avec humidité à la langue, l'espérance de conserver la vie dépend du soin qu'on prendra de dégager les premières voies, ce qu'il convient de faire avec trois ou quatre grains de tartre stibié, délayé dans la décoction d'une once de pulpe de casse qu'on fait prendre en deux prises, à trois ou quatre heures l'une de l'autre, observant de faciliter l'effet de ces remèdes par des apozèmes humectants et béchiques comme la décoction du buglose et de feuilles de bourrache avec celles de chicorée commune ou sauvage, dont on doit se servir dans le cours du mal, y joignant la racine de scorsonère lors qu'il y *a de la malignité.*

« On ne blâme pas l'usage des sirops pectoraux suffisamment délayés dans les tisanes ; souvent des évacuations modérées de ventre, *subséquentes de l'usage* de ces remèdes, procureront un soulagement sensible, auquel cas il est souvent à propos d'entretenir ces évacuations par la continuation de ces apozèmes qu'on peut aiguiser de temps en temps d'un grain de kermès minéral, qui sera donné le matin, et qu'on réitérera le soir.

« Si, au contraire, le pouls reprend sa dureté, si l'oppression ne diminue pas, et que de plus le sang paraisse davantage dans des crachats, il est alors nécessaire de réitérer la saignée du bras, observant de soutenir les forces par les cordiaux tempérés, tel que celui indiqué ci-dessus, en augmentant la dose de la thériaque ou de la confection d'hyacinthe.

« Dans les occasions où la poitrine paraissant se dégager, la tête s'embarrasse avec rougeur et fixité des yeux, ou lorsque le délire se manifeste avec dureté du pouls, il faut prendre promptement le parti de la saignée du pied, et il est nécessaire de profiter du calme prochain, en dégageant le ventre par une prise ou deux de décoction de moëlle de casse aiguisée d'un grain ou deux de kermès minéral. Dans les états d'accablement, lorsque les premières voies paraissent moins chargées, on peut joindre le kermès minéral à la potion cordiale ci-dessus.

« Il est important de bien distinguer la nature des hémorrhagies du nez ou d'autres parties qui surviennent dans ces maladies, il faut connaitre si elles sont critiques ou symptômatiques pour se déterminer aux saignées révulsives ou aux potions absorbantes ou adoucissantes. Dans les tempéraments *pituiteux*, l'abondance de la sérosité donne quelquefois lieu aux embarras du cerveau, dans les temps même où les éruptions miliaires sont le plus copieuses ; en ces circonstances, l'emplâtre vésicatoire, appliqué aux gras des jambes, dégage le cerveau et ranime les esprits.

« On ne doit pas oublier de soutenir les forces par de légers cordiaux tempérés tant que l'éruption miliaire ou les sueurs continuent, puisqu'on est dans la nécessité de les entretenir.

« Le régime de vivre ne doit être que de bouillons faits avec le veau, le bœuf et la volaille ; on augmente ou on diminue le veau suivant la liberté ou la constipation du ventre. On a lieu d'espérer que, par cette méthode, on rendra plus efficace la plupart des remèdes usités qui n'ont été discrédités que parce que souvent on les a placés au hasard, ou parce qu'ils ont été employés trop tard.

« C'est le sentiment du Collége des médecins de Rouen, qui se sent porté volontiers en cette occasion à réitérer les marques de son attention pour le bien public, quoique le Collége n'ait actuellement aucun membre qui porte le titre de *médecin du danger*, dont une des fonctions était de faire part au Collége des maladies épidémiques des environs de cette ville qui résistaient aux remèdes, le Collége, dans ces circonstances, ne manquant pas de l'aider de ses avis » (DE HÉNAUT.)

30 AVRIL 1739.

On donne lecture d'un écrit de défense fourni le 29 par le sieur Lecat, sur l'action contre lui intentée au Bailliage de Rouen, dans lequel on ne remarque rien qui puisse empêcher le Collége de soutenir son action. Le Collége est résolu à remettre lesdites défenses, avec des mémoires de suppliques, entre les mains de M. de Jore, son avocat (DE HÉNAUT.)

13 OCTOBRE 1739.

On s'occupe de l'épidémie régnante : fièvres intermittentes anomales, fièvres continues pu-

trides et miliaires, petites véroles meurtrières dé-
terminées par l'inclémence de la saison, lesquelles
maladies ont enlevé 200 malades.

Adrien Larchevesque est élu conseiller-médecin
du Roi.

De Hénaut présente ses comptes de dépenses
pendant l'année courante de sa gestion (DE
HÉNAUT.)

1er OCTOBRE 1740.

Jacques Lange est élu médecin du Roi.

13 FÉVRIER 1741.

On règle la distribution des arrérages dus
aux héritiers de Me de Houppeville. Chacun des
membres est appelé à payer sa quote-part des
arrérages échus depuis sa réception ; à l'égard
des *mauvais deniers* dus par plusieurs membres
du Collége, et du défaut de Me Roquette, ils
seront pris sur une somme de 24 liv. 8 sols,
qui reste au Collége, et le surplus sera réparti
également par tête. Par ce compte arrêté, il résulte
que Mes Estard, Néel, de Hénaut, Larchevesque
et Lange doivent payer chacun 19 liv. 14 sols 11
deniers. M^e De La Roche, 9 liv. 4 sols 2 deniers,
Me Deslongchamps, 8 liv., Me Boisduval, 7 liv.
8 sols 9 deniers, lesquelles sommes jointes en-

semble, et y comprise celle de 24 liv. 8 sols restée au Collége, font celle de 148 liv. 11 deniers, lesquelles sommes seront payées par les membres du Collége, ainsi qu'il a été arrêté ci-dessus. Il a été de plus résolu que lorsque le médecin du Roi aura rassemblé les deniers ci-dessus mentionnés, en fera le paiement aux héritiers dudit sieur de Houppeville, en mentionnant la réduction de ladite rente au denier 40, depuis la mort dudit sieur Houppeville, en la marge de leur contrat, dont ils donneront communication pour en prendre copie, et en outre, lesdits sieurs héritiers passeront une réduction de ladite rente sur le registre du Collége, ainsi qu'ils l'ont promis. (DESLONGCHAMPS, BOISDUVAL, DE LA ROCHE, DE HENAUT, LANGE); et plus bas:

Nous soussignés héritiers de M. de Houppeville, consentons la réduction de la rente ci-dessus au denier 40.

A Rouen, le 18 février 1741, et ledit jour avons porté en marge ladite réduction sur le contrat original :

(Signé : J. HOUPPEVILLE, DE HOUPPEVILLE DE SEMILLY.)

VENDREDI 28 AVRIL 1741.

Est présent, Bertrand Pinard, docteur médecin qui, après avoir déposé sa requête et ses lettres testimoniales, demande l'agrégatiòn. Me Deslongchamps est chargé d'en prendre connaissance, et d'en donner son avis à la prochaine séance.

Le même jour, sur la proposition qui a été adressée au Collége de faire un billet de reconnaissance à MM. de Houppeville, de la rente de 7 liv. 10 sous, qu'on leur doit, a été conclu que le Collége différerait de leur donner jusqu'à ce qu'on ait pris éclaircissement touchant l'affranchissement qui a dû être fait d'une moitié de cette rente appartenant aux représentants de Me Noël, afin que cette reconnaissance ne porte point de préjudice audit Collége pour cette autre moitié (LANGE.)

SEPTEMBRE 1741.

Lange est mort avant l'expiration de ses fonctions de conseiller-médecin du Roi. Guillaume De La Roche est nommé pour lui succéder provisoirement jusqu'à la fin de l'année , et définitivement pour l'année 1742 , c'est-à-dire de Saint-Luc 1741 à Saint-Luc 1742.

MERCREDI 4 OCTOBRE 1741.

On s'occupe des maladies régnantes, principalement des fièvres varioleuses, miliaires, et diversement pétéchiales, du génie de ces maladies, et des remèdes, appropriés à chacune d'elles. Chacun des membres donne son avis; on fait ensuite lecture d'une requête de M° Antoine Fleury, de Caen, qui demande l'agrégation. Ses lettres sont accompagnées d'un certificat de pratique et d'une autre attestant qu'il a suivi des cours de chirurgie. Mais cette requête n'étant pas présentée en termes convenables, elle lui est renvoyée pour y faire les changements nécessaires (DE LA ROCHE.)

27 OCTOBRE 1741.

Noël Antoine Fleury, après avoir opéré les changements indiqués, obtient pour sujet de thèse cette question : *Dans les fièvres continues compliquées de dysenterie, la section de la saphène est-elle indiquée ?*

29 DÉCEMBRE 1741.

M. Aimable-Guide-Bertrand Pinard, docteur en médecine de l'Académie de Caen qui, le 28 juillet dernier, avait eu pour sa thèse d'agrégation, cette question : *Dans les fièvres miliaires, doit-on pratiquer la saignée ?* déclare qu'elle est terminée. M° De La Roche est commis pour l'examiner.

3 Janvier 1742.

Mc De La Roche rend compte de l'examen de la thèse de Pinard. Attendu qu'elle ne contient rien d'irrégulier, on lui indique les 29 et 3o de ce mois pour la soutenir (De La Roche.)

30 Janvier 1742.

Pinard soutient sa thèse, et tire pour question au hasard : *l'Angine Arthritique.* Il est inscrit comme agrégé au Collége (De la Roche.)

24 et 25 Septembre 1742.

Noël-Antoine Fleury a soutenu sa thèse et tiré la question suivante : *Des abcès ulcéreux de la vessie communiquant à l'intestin colon* (De La Roche.)

17 Octobre 1742.

Nicolas-Gervais Deslongchamps est élu médecin du Roi.

22 Février 1743.

Le Collége assemblé en la maison de Boisduval, en l'absence de Deslongchamps, pour

délibérer si le Collége interviendra au procès que
les gardes apothicaires ont intenté devant M. le
lieutenant-général de police de Rouen, contre
un nommé Lermérot, se disant médecin à l'urine,
il a été unanimement résolu d'intervenir audit
procès pour obtenir, dans la sentence qui en ré-
sultera, qu'il soit fait défense audit Lermerot,
et à tous autres de donner dorénavant aucuns avis,
et de faire aucunes fonctions qui concernent la
médecine, ni de distribuer aucuns médicaments,
sous les peines portées par les règlements, pour
lequel effet, ledit sieur de Boisduval présentera,
pour le Collége, et en son nom, une requête d'intervention à mondit sieur le lieutenant-général
de police, et poursuivra l'instance jusqu'au jugement (BOISDUVAL, DE LA ROCHE)

21 SEPTEMBRE 1744.

Convocation extraordinaire pour convenir de
la célébration d'une messe de *Te Deum* pour la
convalescence du Roi Louis XV, qui sera célébrée le 24 dans l'église des Carmes.

Le même jour, 21 septembre, M⁰ Pinard est
élu conseiller-médecin du Roi.

Pas de maladies régnantes particulières dans
la ville.

15 MARS 1745.

Séance extraordinaire pour statuer sur le jugement du Parlement contre Guillaume Lermerot, médecin à l'urine, et sur l'intervention du
Collége à lui faire notifier ; les frais de la levée
du jugement seront payés par Deslongchamps,
auquel le Collége les remboursera (DESLONG-
CHAMPS, PINARD, Guillaume DE LA ROCHE,
Ad. LARCHEVESQUE, BOISDUVAL.)

Ce même jour, il est arrêté à l'unanimité
qu'on intentera un procès au nommé Peithon,
qui prend la qualité de médecin.

1er OCTOBRE 1745.

Le Collége convoqué en la manière accoutumée, élit Me Fleury, conseiller-médecin du Roi
(PINARD.)

6 NOVEMBRE 1745.

Séance dans laquelle on s'entretient du renouvellement des cours d'anatomie, interrompus
déjà depuis long-temps par suite du procès intenté aux chirurgiens, et de leur amour-propre
(superbiam.) Il est décidé qu'à l'avenir, pour
conserver les droits du Collége, les cours d'ana-

tomie et de chirurgie seront rétablis et professés, à tour de rôle et *gratuitement*, par le médecin du Roi, pour la plus grande gloire du Collége et dans l'intérêt de la chose publique, et que, dès cette année même, ces cours seront commencés (FLEURY.)

11 NOVEMBRE 1745.

La Communauté des chirurgiens ayant fait demander par le sieur de Moyencourt, lieutenant du premier chirurgien du Roi, un extrait de la délibération, le conseiller-médecin du Roi, du consentement du Collége, a écrit la lettre suivante:

« Voici, Monsieur, le précis de la délibération du Collége, que je vous envoie suivant la demande que vous m'en avez faite:

« A été représenté au Collége, que le public était fort intéressé à ce qu'il soit fait tous les ans des cours d'anatomie et d'opérations de chirurgie, comme ils le pratiquaient autrefois : *On dit* que la cause de cette interruption, qui dure depuis long-temps, est provenue de ce que MM. les chirurgiens n'ont plus voulu payer au Collége 6o liv. destinées à cet usage. On convient unanimement que le bien public devant l'emporter sur l'intérêt particulier du Collége, M. le mé-

decin du Roi se prêterait à faire, dans la suite,
les leçons d'anatomie et de chirurgie, c'est-à-
dire que, dans une année, il y aurait un cours
d'anatomie, l'année suivante un cours d'opérations de chirurgie, et ainsi d'année en année
alternativement.

« Le Collége pense trop bien de votre Communauté, Monsieur, pour croire qu'elle ne voulût
pas profiter d'un pareil avantage. Le zèle qu'elle
a toujours témoigné pour le bien public, et la
perfection des jeunes élèves en chirurgie, l'a déterminé à faire ce cours-là *gratis*, dans la persua-
sion où elle est que si les fonds qu'on lui a déjà
payés pour ces actes publics venaient à rentrer
dans votre Communauté, elle se porterait volontiers à les lui remettre, et qu'elle ne voudrait
en rien préjudicier le Collége dans ses droits et
ses prérogatives.

« J'ai l'honneur d'être avec l'estime et la considération la plus parfaite, Monsieur, votre très
humble et très obéissant serviteur,

Fleury. »

14 Mars 1746.

Le Collége délibère sur les entreprises du sieur
Lecat, M^e chirurgien, qui annonce dans ses affiches qu'il fera des leçons d'anatomie. Comme

il n'appartient qu'au Collége de présider aux
cours d'anatomie et d'opérations de chirurgie,
et d'y faire les leçons publiques, il a été résolu
que M. le médecin du Roi ferait signifier, à la
requête du Collége, une opposition audit sieur
Lecat, pour empêcher que ce chirurgien ne
puisse tirer avantage de sa témérité, et afin de
donner lieu au Collége de porter ses plaintes en
justice contre ledit sieur Lecat, si nonobstant
l'opposition qui lui sera signifiée par le sieur
Limar, huissier, il continue dans la suite à
employer le terme de leçons dans ses affiches
(FLEURY.)

7 AVRIL 1746.

Le Collége des médecins de la ville de Rouen,
pour répondre aux demandes de monseigneur
le chancelier, a l'honneur de représenter très
humblement ce qui suit :

Monseigneur le chancelier demande pourquoi
la transaction qui a été passée en l'année 1709,
entre le Collége des médecins et la Communauté
des chirurgiens, n'a pas été homologuée au Parlement, quoique cela eût été convenu entre les
parties.

Le Collége a l'honneur de répondre qu'il n'a
point fait homologuer cette transaction au Par-

lement parce que les clauses ayant été exécutées, les parties ne crurent pas cette formalité nécessaire, vu l'union et la bonne intelligence qui subsistaient alors entr'elles, et qu'il est porté sur la transaction, *si besoin est*. Mais le sieur Degouey, un de MM. les chirurgiens, après avoir acheté la charge de M. Mareschal, en ce temps-là premier chirurgien du Roi, ne voulut pas exécuter la transaction en cette qualité, ce qui renversa l'ordre qui s'était rétabli entre le Collége des médecins et la Communauté des chirurgiens.

Le sieur Degouey porta les choses jusqu'à refuser au Collége les droits de réceptions et ses prérogatives. Il empêcha même, au préjudice des règlements, M. le médecin du Roi de présider aux actes des récipiendaires.

Le Collége se vit alors forcé d'intenter procès au sieur Degouey, qui évoqua l'affaire au Parlement de Paris, en vertu du droit de *committimus* accordé à M. le premier chirurgien du Roi, et à ses lieutenants. Ce procès, qui a beaucoup coûté aux médecins, est resté indécis, parce que le sieur Degouey ayant été convaincu de concussion par ses propres confrères, et jugé par arrêt du Parlement, fut obligé de prendre la fuite et de sortir hors du royaume. Depuis ce temps, c'est-à-dire depuis la création des lieutenants de M. le premier chirurgien du Roi, le Collége a toujours souffert jusqu'à présent de la part des chirurgiens.

2° On demande si le Collége des médecins a été autorisé par lettres-patentes, s'il a des Statuts ou règlements particuliers, et de combien il est composé de médecins.

Pour réponse à cet article : le Collége est très ancien, il obtint du Roi, pour ses bons services, des Statuts qui furent enregistrés au Parlement de Rouen, le 23 août 1605.

Ces premiers Statuts, qui ne contenaient alors que 9 articles, ont été augmentés jusqu'au nombre de 34, et autorisés, par arrêt du Conseil, le 6 février 1640, confirmés ensuite par lettres-patentes données à Saint-Germain-en-Laye, au mois de mars 1640, enregistrées au Parlement de Rouen, le 9 août 1651, et confirmées par lettres-patentes du Roi Louis XIV, données à Saint-Germain-en-Laye, au mois de juin 1670.

Quant au nombre des médecins, le Collége s'est trouvé composé de plus de 20 dans le siècle passé. Présentement, le nombre n'est que de 8. La cause de cette diminution provient du désordre qui règne dans la médecine, par les entreprises et les mauvais procédés des chirurgiens, ce qui éloigne les médecins de Rouen, et fait que le nombre n'est pas aussi grand qu'il a été et qu'il serait encore si les règlements étaient bien observés.

17

3° On demande si les lettres-patentes qui ont établi à Rouen les démonstrations d'anatomie et de chirurgie dont le sieur Lecat est chargé, ne suffisent pas pour l'objet qui sert de prétexte à la demande ou à l'inquiétude des médecins, et s'il n'y a pas un grand nombre d'élèves qui assistent aux démonstrations du sieur Lecat.

Le Collége répond qu'il n'est pas possible qu'un seul homme puisse remplir exactement la place de professeur et de démonstrateur d'anatomie et de chirurgie, à cause de la multiplicité de ses occupations, quand une fois sa réputation est faite.

En effet, les démonstrations d'anatomie et de chirurgie du sieur Lecat n'ont point été et ne sont pas régulières ni suffisantes pour instruire les élèves. Elles sont plus curieuses qu'utiles au public, *on s'en rapporterait volontiers sur cela à l'aveu propre* de ses confrères, s'ils veulent être sincères, de même que sur le nombre des élèves qui assistent aux démonstrations du sieur Lecat.

Le Collége a encore l'honneur de faire observer que les lettres-patentes qu'il a plu au Roi d'accorder au sieur Lecat, ont été surprises par l'exposé que ce chirurgien a fait au Roi, qu'il n'y avait personne à Rouen pour faire les cours d'anatomie et d'opérations de chirurgie; mais encore il a surpris l'enregistrement de ces lettres-

patentes au Parlement, à l'insu du Collége, parce
qu'elles ne lui ont jamais été signifiées ni communiquées; pourquoi les médecins n'ont pu s'y
opposer, ni faire en conséquence leurs très humbles remontrances.

Avant les abus qui se sont glissés en médecine,
les cours d'anatomie et d'opérations de chirurgie se faisaient à Rouen avec ordre, et suivant les règlements. Le public y trouvait sa
sûreté et son instruction, parce que des cours
d'anatomie et d'opérations, faits sous les yeux
d'un Collége entier, auxquels président tour à
tour les médecins, sont réguliers et propres à
former de jeunes élèves qui ont besoin d'être
conduits par principes à la connaissance de leur
art.

L'objet du Collége a toujours été le bien public; c'est pour cette raison que, l'année dernière,
il prit la résolution de renouveler les cours d'a-
natomie et d'opérations de chirurgie, interrompus depuis plus de 20 ans par le refus du paiement de la somme de 5o liv., que la Communauté des chirurgiens lui avait déjà payée pour
cela, conformément à l'édit de création des
charges de Conseiller-médecin du Roi, en 1692.

Dans ce temps-là, Louis XIV créa ces charges
pour maintenir le bon ordre dans la médecine
et la supériorité des Colléges sur les chirurgiens;

la preuve est qu'il autorisa, par cet édit, le médecin du Roi à faire tous les ans un cours public d'anatomie et un cours d'opérations de chirurgie, où il présidait, pour lesquels la Communauté des chirurgiens était obligée de lui payer une somme de 50 liv.

Le Collége était donc bien fondé à demander le paiement de cette somme, mais comme le bien public souffrait de ce refus depuis plus de 20 ans, le Collége se détermina l'an passé à faire *gratis* ces cours publics jusqu'à ce qu'il plaise au Roi en ordonner autrement. Pour lever toutes difficultés à ce sujet, le Collége engagea M. le médecin du Roi à communiquer son dessein au sieur de Moyencourt, lieutenant de M. le premier chirurgien du roi, pour en faire part à sa Communauté. Visite fut faite en conséquence au sieur de Moyencourt par M. le médecin du roi; le Collége s'était persuadé qu'une démarche qui n'avait pour but que le bien public et l'instruction des élèves en chirurgie aurait un bon succès. Mais la Communauté des chirurgiens fit faire une réponse tout-à-fait contraire à l'attente des médecins, qu'ils ont pris la liberté d'envoyer à monseigneur le chancelier.

4° On demande s'il est vrai que les chirurgiens entreprennent d'exercer la médecine, et s'il n'y a plus de subordination entr'eux et les médecins.

Le Collége répond qu'il n'est que trop vrai que les chirurgiens entreprennent d'exercer la médecine, et qu'il n'y a plus de subordination entr'eux et les médecins, au grand préjudice de la société et du bien public.

La réponse des chirurgiens aux offres du Collége de faire *gratis*, pour l'instruction de leurs élèves, les cours d'anatomie et d'opérations de chirurgie, est une preuve certaine du manque de subordination et du peu de respect qu'ils ont pour les médecins. Il n'y a pas long-temps qu'un chirurgien de cette ville s'avança jusqu'à dire, en présence du médecin qu'on avait appelé pour voir une personne malade, qu'il ne viendrait pas chez elle si on n'exécutait pas son ordonnance. Elle fut exécutée en effet, mais la malade en mourut.

Les chirurgiens, qui sont au nombre de plus de 30, non compris tous ceux qui ne sont pas jurés, ont pris un tel ascendant dans la médecine et sur les esprits, qu'ils la discréditent le plus qu'ils peuvent; ils osent même quelque fois menacer les malades de les abandonner, si un médecin *y met le pied*, suivant leur expression.

Quand les maladies sont opiniâtres ou incurables, on va chercher alors les médecins qui *ont le chagrin de voir périr nombre de personnes* pour s'être confiées avec trop de facilité à des chirurgiens.

Il s'ensuit que la désolation est portée au sein des familles, que les règlements sont très mal observés, et que le comble est mis au discrédit de la médecine. (Fleury.)

18 Mai 1746.

Examen du catalogue de tous les médicaments composés que les apothicaires ont tout préparés dans leurs officines, avec le prix courant arrêté pour récompenser le travail des officines. Ce Codex des médicaments a été unanimement approuvé par le Collége comme chose utile et nécessaire. (Fleury.)

3 Octobre 1746.

Aujourd'hui le Collége a délibéré « que ceux d'entre ses collégues qui ne paieront pas leur quote-part des rentes et charges du Collége, ne participeront pas aux émoluments et bénéfices qui lui écherront, *tant sur les réceptions des chirurgiens et sages-femmes, apothicaires et autres, que des honoraires revenant de l'agrégation des médecins dudit Collége.*

Le Collége nomme, pour commissaires à l'examen des lettres de MM. Bardet et Nihell, docteurs en médecine, ainsi que des requêtes par eux présentées avec toutes les pièces y jointes, MM. De

La Roche et Deslongchamps, pour faire leur rapport dans la quinzaine. Il a été en même temps délibéré qu'il sera préalablement fait droit sur la requête de M. Bardet, et par préférence à celle de M. Nihell.

Mᵉ De La Roche est élu médecin du Roi. (Fleury.)

22 Octobre 1746.

Rapport sur les ouvrages de M. Louis Bardet, médecin de Montpellier, et Jean Nihell, de l'Université de Caen. Toutes les pièces sont en règle. En conséquence, on propose à Bardet cette question : *Dans la variole, peut-on donner des bains tièdes ?*

A Nihell, cette autre : *Dans les accès d'hysterie, la saignée doit-elle être préférée aux altérants ?*

Les deux récipiendaires ont déposé leurs honoraires pour l'agrégation (De La Roche.)

18 Février 1747.

Bardet devra soutenir sa thèse aux jours fixés, dans la salle des Carmes. (De La Roche.)

22 Mars 1747.

Ce jour et le suivant la thèse et la question proposée sont traitées par Bardet. (De La Roche.)

23 Juin 1747.

Nihell, à son tour, devra subir ses épreuves d'agrégation les 27 et 28 juillet. (De La Roche.)

27 et 28 Juillet 1747.

Ce qui a été fait. (De La Roche.)

1er Octobre 1747.

Élection de Boisduval comme conseiller-médecin du Roi. (De La Roche, Bardet, Pinard, Roquette, Nihell, médecin consultant du *Roi de la Grande-Bretagne*, (Boisduval.)

26 Octobre 1747.

De La Roche et Pinard sont chargés de soutenir les intérêts dans le procès intenté au Collége par Deslongchamps. Tous ont signé au registre, moins Fleury, absent.

10 Avril 1748.

Boisduval, conseiller-médecin du Roi, fait connaître au Collége un hommage, sous forme de dissertation, de MM. Morand et Geoffroy, ayant pour titre : Formules de pharmacie pour les hô-

pitaux militaires du royaume, avec une lettre
d'Helvétius, conseiller aux Conseils du Roi et médecin de la Reine, inspecteur général des hôpitaux
militaires de Belgique , de l'Académie royale des
sciences, et docteur régent de la *vaillante* Faculté
de Paris. Le Collége, consulté pour donner son avis
sur cet ouvrage et les annotations d'Helvétius,
trouve cet ouvrage bien pensé ; toutefois, il blâme
la multiplicité des formules, déclare qu'à ses yeux
il n'y a pas de remède spécifique , qu'il faut en
user avec beaucoup de circonspection, et que
les circonstances de temps , de climat, de localité,
de tempérament et de génie morbifique , en mo-
difient complètement l'usage dans la pratique
médicale ; or, suivant lui, l'ouvrage en question
doit être rejeté comme inutile aux malades des
hôpitaux militaires [1]. (BOISDUVAL.)

17 OCTOBRE 1748.

Pinard est élu conseiller médecin du Roi.

13 DÉCEMBRE 1748.

Pour éviter les querelles et les haines entre les
confrères, il est décidé qu'à l'avenir le scrutin

[1] Il y avait, certes, de l'indépendance à parler ainsi d'un livre
sous la protection d'un homme comme Helvétius.

secret aura lieu pour l'élection du médecin du
Roi.

On décrète ce même jour que, désormais, le
conseiller-médecin du Roi et son assesseur auront la haute surveillance sur les pharmacies,
médicaments simples ou composés, leur bonne
ou mauvaise préparation, leur mélange, etc.,
et que ces visites devront être faites en *robes*
(PINARD.)

15 DÉCEMBRE 1748.

Aux termes de l'article 2 des Statuts, on élit un
membre pour diriger les affaires du Collége en
cas d'absence du président, qui devra faire avec
lui la visite des pharmacies. Me Bardet est désigné pour remplir cette fonction.

21 DÉCEMBRE 1748.

Le sieur Deslongchamps n'ayant pas été élu
médecin du Roi en 1747, au mois d'octobre, donna
au Collége un exploit le 20 du même mois, pour
voir dire et juger que l'élection qu'on a faite du
sieur Boisduval, serait cassée et annullée comme
contre, et au préjudice dudit sieurs Deslongchamps, en ce que chacun des Collègues devant
exercer cette charge, suivant le rang de sa ré-

ception, comme il a toujours été observé, personne ne devait lui être préféré.

Le 14 février 1748, le sieur Deslongchamps forma une demande incidente, tendant à faire juger que celui qui serait médecin du Roi en rapporterait, suivant le 3e article des Statuts, tous les honoraires, et qu'il ne garderait pas pour lui, comme on le faisait, les honoraires des rapports faits par ordonnance de justice.

Le Collége a répondu que la charge de médecin du Roi étant élective, comme il le paraît par l'arrêt du Conseil-d'État du Roi, du 2 septembre 1692, par la délibération du Collége du 9 octobre 1714, et par le 1er article de ses Statuts, le sieur Deslongchamps a eu d'autant plus tort de se plaindre, qu'il sait qu'aucun médecin n'a occupé cette charge, qu'il n'ait été réélu à la pluralité des suffrages.

A l'égard de la demande incidente, on a répondu que le sieur Deslongchamps demandait à tort que le médecin du Roi rapportât au Collége les honoraires des rapports, parce que ces honoraires lui avaient été attribués par une délibération de 1709, pour le récompenser des frais qu'il est obligé de faire, quand il va faire des rapports dans la campagne; qu'il est vrai que l'article 3 des Statuts porte le contraire, mais que le Collége pour éviter tout compte de dé-

penses, et toutes occasions d'altercations, y avait
dérogé par la susdite délibération qui avait toujours été observée depuis; qu'il était en outre
fort étonnant que le sieur Deslongchamps fit
cette *mauvaise chicane*, puisqu'ayant été lui-même
élu au mois d'octobre 1734 et 1742, pour remplir les fonctions de conseiller-médecin du Roi,
il n'avait pas rapporté ces mêmes honoraires au
Collége.

Sur ces raisons et autres, est intervenu le 12
de ce mois, sentence au Bailliage, par laquelle
ledit sieur Deslongchamps a été débouté de son
action, tant principal qu'incident, avec dépens
(PINARD.)

30 AVRIL 1749.

Mc Paul-Thomas Simon, docteur en médecine,
demande l'agrégation. Les pièces seront examinées par De La Roche et Pinard qui devront faire
leur rapport à la prochaine séance (PINARD.)

26 SEPTEMBRE 1749.

Le Collége étant assemblé, s'est présenté le
sieur Deslongchamps qui, dans le dessein de vivre
en bonne intelligence avec ses confrères, reconnaît la sentence rendue contre lui au Bailliage de

Rouen, le 12 décembre 1748, bien prononcée ;
pourquoi, il renonce à toute poursuite en appel.
En conséquence, le Collége lui remet tous les
frais qu'il a faits pour obtenir ladite sentence, et
qu'il a signé : Deslongchamps, et, pour la remise
des frais, le médecin du Roi a signé pour le Collége (Pinard.)

Election de Fleury, médecin du Roi, idem, de
Roquette, syndic.

1750.

On reprend les cours d'anatomie qui ne sont
interrompus que par *le temps contraire.*

On persiste à continuer les leçons et démonstrations d'anatomie qui sont professées par Fleury,
médecin du Roi, comme chose éminemment utile
(Fleury.)

19 Septembre 1750.

Election de Bardet, comme médecin du Roi.

6 Septembre 1751.

Election de Nihell.

7 Janvier 1752.

Nihell prend le titre d'écuyer et de médecin
consultant *honoraire et extraordinaire du Roi de
la Grande-Bretagne.*

Après s'être occupé des maladies régnantes qui

sont : La fièvre intermittente à types variés, les péripneumonies, diverses aussi, suivant les tempéraments, on délibère sur la santé des malades, et, ensuite, sur la réponse à faire à une question proposée par M. le premier président du Parlement de Normandie.

M. De La Roche est élu médecin du Roi, et *la Province est confiée à sa dir. ct.on*. Il devra se rendre auprès de M. le premier président, protecteur du Collége, des littérateurs et des lettres.

On fait la proposition de s'entendre avec les chirurgiens pour faire tous les huit jours une communication à des feuilles de commerce pour tout ce qui concerne la Normandie, dans laquelle on ferait porter dans tous les points de la province, en cas d'épidémie, les instructions données par le Collége à tous les *novices en médecine*, les remèdes de saine pratique. On s'occupera de cette proposition.

Elle est suivie d'une autre ayant pour but tous les deux mois, outre les séances ordinaires, de se réunir, pour resserrer les liens de la confraternité dans un banquet modeste et *philosophique* (NIHELL.)

Erection d'un Collége de médecine à Nancy.

1re *Lettre.*

« Le 21 février, j'ai reçu la lettre suivante, écrite de Nancy, le 17 du courant, et signée

par M. Gormand, médecin de ladite ville (de
Nancy.)

« MESSIEURS,

« Les avantages que la médecine retire de l'institution des Colléges, et la dignité dans laquelle le
vôtre se soutient si honorablement depuis plus
d'un siècle, ont excité les médecins de cette ville
de solliciter un pareil établissement. Le Roi de
Pologne veut bien nous ouvrir cette grande carrière. Nous espérons que vous nous serez d'un
grand secours; c'est pourquoi, j'ai l'honneur de
vous écrire au nom de tous mes confrères pour
vous prier instamment de nous communiquer
les Statuts et priviléges de votre Collége, persuadés que nous sommes qu'il nous sera impossible d'avoir un meilleur modèle. Vous aurez aussi
la bonté de nous donner réponse sur les difficultés suivantes que nous suscite la Faculté de
Pont-à-Mousson, située dans notre voisinage :
Elle prétend que nous ne pourrons exiger de notre
futur Collége des examens pour la réception des
agrégés, attendu que leurs lettres de docteurs
leur donnent la faculté d'exercer partout, et que
ce serait insulter toutes les Universités en général, que de refuser l'entrée à un gradué que la
Faculté de Pont-à-Mousson aurait trouvé suffi-
sant *en capacité;* elle se récrie encore beaucoup

sur ce que nous avons fixé les droits d'agrégation à 6oo liv., qui doivent être employées à l'acquisition d'une Bibliothèque commune. Votre réponse fera la décision de toutes ces difficultés.
Vous voudrez bien nous l'envoyer à l'adresse de
M. Rennow, premier médecin du Roi de Pologne.
Nous nous flattons que votre zèle pour l'honneur
de notre profession, nous procurera des *solu-
tions auxiliaires* que nous n'avons pu encore mé-
riter par nous-mêmes. Nous vous regarderons
comme un des premiers bienfaiteurs de notre
Collége. Notre reconnaissance en sera *marquée*
sur nos registres, mais encore plus gravée dans
nos cœurs. »

26 Février 1752.

En conséquence de cette lettre, il a été délibéré que M. Nihell, conseiller-médecin du Roi,
enverrait à MM. les médecins de Nancy, les Statuts du Collége de Rouen, et qu'il fournirait tous
les éclaircissements et renseignements propres à
lever les difficultés proposées, ce que ledit sieur
conseiller-médecin du Roi ayant exécuté avec
l'admission de la parité du Collége de Rouen, établi pour ainsi dire aux portes des Universités de
Paris et de Caen, avec plusieurs autres réflexions
et instructions pour le bien et la dignité du Col-

lége futur, le Roi de Pologne a fait examiner en son Conseil ces Statuts, ces mémoires et ces réflexions (NIHELL.)

M⁰ Nihell a reçu la réponse suivante :

MONSIEUR,

Nous avons présenté au Roi de Pologne les Statuts du Collége de Rouen avec vos mémoires d'explications et de réflexions. Il les a fait examiner en son Conseil, et, le 15 du présent mois de mai, Sa Majesté a fait annoncer ses lettres-patentes pour la création et l'érection d'un Collége royal de médecine à Nancy. Nous ne pouvons assez nous louer des secours qu'il a plu à votre Collége de nous fournir pour mieux cimenter notre établissement. Votre dernière lettre a eu tout le succès le plus *plausible;* je l'ai remise à M. de Rennow, premier médecin, qui en a fait part au Roi et à son Ministre. Le Chancelier et le Conseil ne voulaient pas entendre raison sur le droit *exclusif* aux agrégés d'exercer la médecine à Nancy. Nous avions beau représenter que c'est le principal et essentiel attribut des Colléges dans le royaume de France, sans lequel un Collége n'a ni consistance ni durée. Nous ne gagnions rien ; mais lorsqu'on a lu au Roi ce *beau morceau* de votre lettre sur les médecins Juifs qui nous environnent de toutes parts, le Conseil a cessé de

18

nous être contraire, et le Roi nous a tout accordé. Qu'il est heureux pour nous que vous connaissiez si bien notre position, et que vous ayez passé quelque temps à Metz et à Nancy, où vous avez vu le peuple infatué des charlatans juifs, qui n'y sont que trop tolérés, et souvent même encouragés! C'est une vérité, et non un compliment que j'avance, Monsieur, lorsque j'ai l'honneur de vous dire que Sa Majesté serait charmée de vous obliger personnellement; elle m'a chargé de vous le mander. Peut-être visiterez-vous encore nos climats, puisque vous avez en Alsace des gages si précieux qui pourraient vous y attirer, que nous devrions beaucoup à madame votre mère et à M. votre frère, si leurs tendres sollicitations vous déterminaient à faire ce voyage.

J'ai l'honneur d'être, etc.

M. Chicoyneau, Conseiller d'état et premier médecin du Roi, étant mort au mois de février, et ayant été remplacé par *M. Sénac* aux mêmes titres et fonctions, le Collége m'a chargé de lui écrire en son nom; ce que j'ai fait, et en ai reçu une réponse extrêmement polie, par laquelle il nous marque qu'il ne cessera de veiller aux intérêts et à la dignité de la médecine (NIHELL.)

M. le président, et MM. les agrégés du nouveau Collége de Nancy, m'ont adressé plusieurs

autres lettres, ou leurs sentiments de reconnaissance pour MM. du Collége de Rouen sont sans
cesse répétés, et une mutuelle coufraternité établie, désirant fonder et perpétuer une communication intime par une correspondance inalté-
rable d'esprit et de pratique entre les chefs et les
membres des deux Colléges, ainsi, que j'en ai
rendu compte dans le temps de nos assemblées.
J'ai mis de suite ici tous ces articles qui regardent
l'érection du Collége Royal de Nancy, à l'instar
du nôtre, et sur nos Statuts, pour n'en pas interrompre le fil, quoique des circonstances mar-
quées en la page suivante soient en partie anté-
rieures à leur époque.

(Et en marge, sont écrits ces mots :)

Le Catalogue imprimé *des Médecins du Collége
Royal de Nancy*, fait mention du conseiller-médecin du Roi *** (probablement Nihell en faveur
duquel le Roi de Pologne s'était déjà *manifesté*),
notre collègue de Rouen, comme agrégé honoraire et *vice versá* de leur président, dont la nomination a été faite par le Roi pour six années
d'administration consécutives (Nihell.)

Mort de M⁰ Estard, doyen du Collége de Rouen.

Le 15 avril 1752, le Collége étant assemblé en
la maison de M⁰ de Nihell, écuyer, conseiller-
médecin du Roi, et médecin consultant par brevet
en extraordinaire du Roi de la Grande-Bretagne,

ledit sieur médecin du Roi a exposé à MM. les agrégés *après un préliminaire sur les maladies courantes*, que MM. les héritiers de M° Michel Estard qui avait joui du titre de doyen du Collége des médecins de Rouen, n'ayant pas jugé à propos de mettre, dans les billets de convocation funèbre, le titre de Doyen des médecins de Rouen, ni même fait mention de sa qualité de médecin qu'il a exercée pendant près de 40 ans, et n'auraient pas fait convoquer ses confrères pour aller en corps, suivant les usages du Collége, parce que les médecins n'y auraient pas été appelés nommément, et qu'on aurait dédaigné de prendre les qualifications à ce requises, dans l'imprimé public qui a été distribué. Sur quoi ledit médecin du Roi aurait fait prononcer à l'assemblée que, dorénavant, le titre de doyen ne serait plus affecté à personne des agrégés, attendu que tout le pouvoir et toutes les prééminences respectives résident en la personne du médecin du Roi, et que si, par la suite, quelqu'agrégé acquérait une charge dans quelque cour souveraine, il ne serait plus réputé membre du Collége, et que, dans toutes les listes publiques et autres imprimés concernant le Collége, son nom n'y serait pas mentionné, la qualité de médecin, et surtout de médecin expérimenté, n'étant pas imcompatible avec toutes celles qu'on peut acquérir à prix d'argent, ne dérogeant en aucune manière, puisque nos rois veulent bien honorer leurs médecins du titre de Conseillers d'état. Délibéré à l'unanimité des suffrages, avec ordre de l'inscrire sur le présent registre du Collége. (NIHELL.)

Conformément à la délibération ci-dessus, M. Roquette, le plus ancien des agrégés de notre Collége, n'a pas été qualifié du titre de doyen après la mort de M. Estard, ni complimenté à ce sujet.

La mort de M. Roquette ayant suivi dans la même année celle de M. Estard, Me De La Roche, président de l'élection de Rouen, est devenu notre *ancien.*

Pendant les mois de juillet, août et septembre, la petite vérole a sévi avec rigueur, non-seulement à Rouen, mais encore dans tous les villages et villes de la province.

Insurrection de la populace de Rouen, qui, par suite de la cherté des vivres, pille et détruit les boutiques des marchands.

6 OCTOBRE 1752.

Les fonctions de Nihell étant expirées, De La Roche est élu médecin du Roi, et Boisduval, syndic.

Jusqu'à la fin de l'année, les maladies régnantes ont été des *pneumonies sanguines et bilieuses*, *des varioles*, *des maladies et fièvres pétéchiales*, *quelques fièvres tierces*, mais toutes ces maladies assez bénignes. (DE LA ROCHE.)

10 MARS 1753.

Jean Duchauffour de Boisduval, docteur de l'Académie de Caen, demande l'agrégation, et adresse sa requête et les pièces à l'appui. MM. De La Roche et Pinard devront faire, sur cette demande, un rapport à la plus prochaine séance. (DE LA ROCHE.)

10 AVRIL 1753.

Rapport sur la demande précédente. Boisduval a exercé, pendant deux ans, dans la ville de Caudebec, et ses titres étant parfaitement en règle, il est introduit à la séance, où, après avoir prononcé un élégant discours, il reçoit, pour sujet de thèse, cette question : *Dans les épidémies de pneumonies bilieuses, faut-il donner l'émétique ?* (DE LA ROCHE.)

8 AOUT 1753.

Les 4 et 5 septembre sont fixés à Boisduval pour soutenir sa thèse. (DE LA ROCHE.)

15 Septembre 1753.

Jean Duchauffour de Boisduval jeune est inscrit comme agrégé, après avoir satisfait à toutes les épreuves en la salle des Carmes. (De La Roche.)

9 Février 1754.

On paie douze années d'arrérages de 7 liv. 10 s. de la rente due à M. de Houppeville, montant à 90 liv., et d'une année de 60 liv. à-compte, à l'Hôtel-Dieu; le tout faisant 150 liv.; et, pour les solder, il a été fourni, par M. le médecin du Roi, 99 liv. par lui reçues de la communauté des chirurgiens jusqu'à ce jour, 6 liv. par M. De La Roche, pour reliquat de son compte, et le surplus, pour fournir lesdites 150 liv., a été payé par chacun de MM. De La Roche, Pinard, Fleury, Bardet, Nihell, Boisduval neveu, 6 liv. 9 s. 5 d., pour chacun leur quote-part. (Boisduval.)

22 et 29 Décembre 1754.

Convocation extraordinaire pour délibérer sur une maladie épidémique[1] qui sévit dans la ville;

---

[1] La description de cette maladie, et la méthode de la traiter, a été donnée dans le *Journal des Savants*, au mois de septembre 1755, par M° Pinard.

de l'aveu de tous, c'est une fièvre putride qui,
dans les premiers jours, réclame, pour son traitement, la section de la veine, et l'émétique en
lavage. (BOISDUVAL.)

28 AVRIL 1755.

Convocation extraordinaire pour délibérer sur
une lettre de M. Delabourdonnaye, intendant
de la généralité, dans laquelle il invite le Collége
à envoyer de suite un de ses membres dans le
village de Pressaigny-l'Orgilleux, près Vernon,
pour rechercher la nature d'une épidémie qui
règne dans ce village, et y trouver un remède.
A l'unanimité, Boisduval est désigné pour cette
mission, et reconnaît bientôt que cette épidémie
est de la même nature que celle qui a régné à
Rouen, en 1753, et que c'est une fièvre putride.
Il a prescrit les mêmes remèdes qui, à Rouen,
ont alors obtenu un heureux succès. (BOISDUVAL.)

Et en marge est écrit :

La lettre du très illustre Delabourdonnaye,
adressée au docteur Nihell, et communiquée au
Collége, est restée entre les mains dudit agrégé.

18 OCTOBRE 1755.

Élection de Pinard, comme conseiller-médecin
du Roi. (BOISDUVAL.)

Dans l'assemblée faite au Collége pour les calendes de janvier, M⁣e de Boisduval a rendu compte des 150 liv. dont il était chargé, par une quittance de 90 liv. de M. de Houppeville, pour douze années d'arrérages, en date du mois d'avril 1754, et par une autre de l'Hôtel-Dieu, de 70 liv, ce 10 juillet 1755. (PINARD.)

Liste des Membres qui exercent actuellement dans la ville.

1. M⁣° Guillaume-Tiphaigne DE LA ROCHE.
2. M⁣e Nicolas DESLONGCHAMPS.
3. M⁣e Pierre DUCHAUFFOUR DE BOISDUVAL.
4. M⁣e Bertrand PINARD.
5. M⁣e Noël FLEURY.
6. M⁣e Louis BARDET.
7. M⁣e Jean NIHELL (mort à Paris.)
8. M⁣e Jean DE BOISDUVAL.

22 OCTOBRE 1755.

Noël Fleury est élu médecin du Roi, et Pinard, syndic.

19 MARS 1756.

Il a été payé la somme de 60 liv. à l'Hôtel-Dieu, pour la rente dont l'argent a été donné par

MM^{rs} De La Roche, de Boisduval, Pinard, Fleury, Bardet, Nihell et Boisduval le jeune.

4 JUILLET 1756.

Il a été payé à l'Hôtel-Dieu pareille somme, par les mêmes personnes. Les quittances ont été données par M. Lecornu, administrateur de l'Hôtel-Dieu, à Mr Fleury, médecin du Roi, qui a fait le paiement des trois années de rentes, le 4 octobre.

5 OCTOBRE 1756.

Louis Bardet est élu médecin du Roi, et Nihell, syndic. (FLEURY.)

27 NOVEMBRE 1756.

Le Collége assemblé, en conséquence d'une ordonnance de M. l'Intendant, qui enjoint au Collége de payer la somme de 130 liv., sans y comprendre les 4 sols par liv. pour la capitation des médecins de cette ville, pour l'année 1757, on arrête que la somme divisée en 8 parts (autant que de membres), sera payée par chacun, suivant sa quote-part, c'est-à-dire de 19 liv. 10 s. En marge est écrit :

A se pourvoir auprès de M. l'Intendant, pour l'année.

18 Juillet 1757.

Convocation extraordinaire pour désigner une députation qui se rendra, en robe, près de M. de Miromesnil, premier président du Parlement de Normandie en remplacement de M. de Pontcarré, mort il y a trois ou quatre mois.

L'accueil de ce magistrat a été des plus gracieux. (Bardet [1].)

16 Septembre 1757.

Boisduval est élu médecin du Roi.

4ᵉ jour de Saint-Luc, 1757.

Cette année académique a été remarquable par les maladies résultant *des tempêtes*.

L'hiver a commencé à sévir en octobre; tantôt de la gelée, tantôt de la neige; puis des frimats, des pluies abondantes, des vents violents. Aussi a-t-on observé une grande quantité de peripneumonies, de toux, de fièvres, de douleurs articulaires, de lombago, de fièvres pétéchiales, d'éruptions miliaires, contre lesquelles l'usage des délayants a été le souverain remède.

---

[1] La latinité de ces procès-verbaux est remarquable par son élégance.

De la Constitution de l'année 1758.

Il est de notre devoir d'indiquer les variations
de température et les formes d'épidémies qui,
depuis le commencement du printemps jusqu'au
milieu de l'été, ont affligé non-seulement Rouen,
capitale de la province, mais encore un grand
nombre de villes et villages. En tête de ces épidémies nous signalerons des péripneumonies malignes, souvent mortelles, surtout au début.
Cinq fois le Collége s'est réuni, tantôt pour pré-
server la cité de ce fléau, tantôt sur l'invitation
des premiers magistrats qui réclamaient, en ces
circonstances, les secours et les lumières des
médecins. Nous avons publié des instructions
hygiéniques pour la conservation de la santé publique; des méthodes curatives que nous avons
fait nos efforts pour étendre de tous côtés; épar-
gner le sang, combattre les humeurs, administ-
trer les adoucissants aux affections bénignes, opposer des doux purgatifs, l'émétique en lavage,
selon la nécessité, conseiller les électuaires. Ces
remèdes, Dieu merci, ont réussi efficacement,
et confirmé la doctrine du premier médecin du
monde, du moins jusqu'à nos jours.

8 Octobre 1758.

Le Collége s'assemble pour s'occuper des médicaments inutiles et des remèdes secrets vendus

dans les officines. Il est décidé que dans aucune officine de la province, il ne sera livré ou vendu un remède secret sans l'approbation du médecin du Roi, et sans son autorisation écrite et revêtue du sceau du Collége.

Au commencement du mois, Boisduval jeune a été élu médecin du Roi, et Mᵉ De La Roche, le plus ancien des membres, syndic [1].

1759.

Répartition de la capitation à laquelle le Collége est imposé, et qui se monte à la somme de 180 liv, sans y comprendre celle de 12 liv. pour le paiement des dépenses faites à l'occasion de l'assemblée des milices gardes-côtes de 1758. Il a été arrêté, à l'unanimité, que

MMᵉˢ Boisduval et Pinard } paieront chacun.. . . 36 liv.

Deslongchamps, Fleury, Bardet, Nihell, Boisduval le jeune, } 24 liv.

Signé, BARDET, D.-M., NIHELL (me réservant à mes droits de naissance)[2]. BOISDUVAL, FLEURY,

---

[1] Pour la première fois, le registre est paraphé par le médecin du Roi, à la page 258.

[2] Il était d'Alsace.

Pinard et Boisduval le jeune, alors conseiller-médecin du Roi.

2 Juin 1759.

Chacun des membres remet au conseiller-médecin du Roi, 8 liv. 11 s. 6 d., pour le paiement de la rente de l'Hôtel-Dieu. Cette somme est remise le 17 juillet, sur quittance, à M. Durand, administrateur-trésorier dudit hôpital. (Boisduval le jeune.)

1er Octobre 1759.

Le Collége se trouvant trop imposé par la capitation, présente une requête en réduction, à M. l'Intendant.

Élection de De La Roche, président, et de Boisduval, syndic.

17 Octobre 1759.

Le Collége s'occupe de la nature, du génie et du traitement des épidémies qui ont régné à Rouen, pendant l'année collégiale 1758 à 1759; aucune épidémie n'a été observée, excepté celle des fièvres putrides qui ont régné du commencement à la fin de l'automne, et sévi plus particulièrement sur les riches. Contre ces affections, les minoratifs ont eu assez de succès. (Boisduval le jeune.)

1760.

Capitation. Boisduval oncle, Pinard, } 3o liv.

Deslongchamps, 18 liv.

Fleury, Bardet, Nihell, Boisduval neveu, } chacun 19 liv.

Le même jour, Boisduval le jeune remet à De La Roche 5 liv. 4 s. restant du compte de sa gestion.

9 Octobre 1760.

Pierre de Boisduval est élu médecin du Roi. (De La Roche.)

23 Janvier 1761.

La capitation du Collège monte à 312 liv. avec l'impôt des milices gardes-côtes. (Boisduval jeune.)

24 Février 1761.

De La Roche remet à Boisduval 43 liv. provenant tant des réceptions des chirurgiens et sages-femmes que des 5 liv. 4 s. , reliquat du compte de l'exercice précédent. (Boisduval.)

12 Octobre 1761.

Élection de Pinard.

16 Octobre 1761.

Pinard, médecin du Roi, et professeur de botanique en l'Académie de Rouen, donne lecture d'observations communiquées par un membre.
Élection de Fleury.

13 Décembre 1762.

La capitation est de 118 liv.

1er Juillet 1763.

On délibère sur l'agrégation de M⁰ Marteau, docteur en médecine de l'Université de Caen. Il a été décidé, à l'unanimité, et sans tirer à conséquence pour l'avenir, que le nouveau candidat se présenterait dans huit jours pour recevoir son point de thèse. De La Roche, doyen, et Fleury, sont désignés pour examiner la validité de la requête présentée et de toutes les pièces y jointes.

12 Octobre 1763.

Élection de Bardet, médecin du Roi, et de Boisduval jeune, syndic.

Il a été décidé que l'on rendrait au sieur Marteau la somme de 300 liv., attendu qu'il désire s'établir dans la ville d'Amiens, ses affaires ne lui permettant pas de se fixer à Rouen.

Lettre de remercîment du sieur Marteau :

MESSIEURS,

L'accueil dont vous m'avez honoré vous assurait déjà les droits les plus inviolables sur ma reconnaissance ; vous daignez y ajouter la remise des honoraires que j'avais consignés pour les droits du Collège ; daignez en agréer mes très humbles remercîments. Ce nouveau témoignage d'une bienveillance qui ne s'est pas démentie depuis que j'ai eu l'honneur de vous présenter ma requête, ajoute à vos bienfaits, sans pouvoir ajouter aux sentiments de gratitude et de respect avec lesquels je serai toute la vie,

Messieurs,

Votre très humble et très obéissant serviteur,

Signé, MARTEAU, médecin.

A Aumale, le 1er octobre 1763.

18 MARS 1764.

Convocation extraordinaire pour aller complimenter M. de Miromesnil, premier président du Parlement de Normandie[1]. Pinard et Fleury, en *robe*, sont introduits dans la *chambre dorée*, où les discours sont, comme d'habitude, échangés avec beaucoup de courtoisie de part et d'autre. (BARDET.)

14 OCTOBRE 1764.

Boisduval neveu, président, De La Roche, syndic.

1765.

Reliquat de compte de la gestion de Bardet, 3 liv.

L'hospice ouvert aux enfants trouvés au mois d'octobre 1763, pour être élevés et nourris avec du lait de vaches, a été fermé au mois de mai 1765, par l'avis des médecins du Collége, du 10 février, attendu que le nombre des décès croissait d'une manière alarmante à l'Hospice-Général.

24 JUIN 1765.

Convocation extraordinaire pour prendre communication de trois procès-verbaux adressés au Collége par M. Le Bissonnais de Mesonval, procureur du Roi, en l'élection de Rouen, et déli-

[1] On n'en indique pas le motif.

bérer sur ces procès-verbaux, en date des 16 mars, 21 septembre et 26 octobre 1763, rendus par les employés en la ferme du tabac, contre les débitants y dénommés, pour mélange de corps étrangers dans le tabac, tels que poudre de brique, sel marin, cendre, chaux...., estime que de tels corps ne peuvent manquer de causer divers accidents relativement au *tempérament*, à la délicatesse des personnes qui en font usage, tels que d'irriter et blesser les nerfs olfactifs, dessécher la membrane pituitaire, ou violenter les sécrétions, causer des étourdissements, des douleurs de tête, et nombre d'autres accidents qui peuvent dépendre de ces premières lésions. (BOIS-DUVAL le jeune.)

15 OCTOBRE 1765.

Les maladies régnantes du printemps de cette année ont été des varioles discrètes, des fièvres intermittentes, tierces et quartes, non rebelles, et, pendant tout l'été, la dysenterie souvent sans fièvre, occasionnée par la chaleur excessive de l'été, par l'usage immodéré des fruits très abondants cette année. Le traitement qui a eu le plus de succès a été *la saignée*, la tisane de riz, les lavements à la décoction de graines de lin, la poudre de quinquina, les cathartiques, les as–

tringents, le diascordium et la thériaque. (Bois-
DUVAL le jeune.)

Dans la même séance chaque membre a remis
le montant de sa capitation annuelle, et de plus
la somme de 5 liv. 5 s. pour le paiement de la
rente Houppeville. (En marge est écrit : il a été
payé onze années dues alors, ce qui a fait 80 liv.
10 sols.

Après un scrutin, M. De La Roche, doyen,
est élu conseiller-médecin du Roi pour 1766, et
Mᵉ de Boisduval oncle, syndic. (BOISDUVAL.)

Chacun donne 10 liv. pour payer la rente de
l'Hôtel-Dieu. (BOISDUVAL jeune.)

Le Collége, assemblé extraordinairement, reçoit le compte de gestion de Boisduval jeune.
(DE LA ROCHE.)

10 JUILLET 1766.

Requête de Louis-Jacques-François *Michel*, et
de Jean-Antoine *Rouelle*, docteurs en médecine de
l'Académie de Caen, qui demandent l'agrégation. De La Roche et Pinard sont chargés d'examiner leurs titres.

14 AOUT 1766.

Les commissaires désignés font leurs rapports.

21 Aout 1766.

Convocation pour décider les questions qui devront être données aux candidats.

La première est celle-ci : *Dans la fièvre putride qui simule la pleurésie ou la péripneumonie, la saignée doit-elle être le principal remède ?*

La deuxième : *Dans la miliaire puerpérale, avec suppression des lochies et inflammation de bas-ventre, doit-on donner des bains ?*

Lesquelles questions ont été remises séparément à chacun, sur *un petit cahier de papier*, et (probablement parce qu'ils s'étaient présentés tous deux à-la-fois), il a été convenu que celui qui tirerait au sort la première question, serait appelé le premier à soutenir sa thèse. Rouelle tire la première, et Michel la seconde.

Le jour fixé pour leur thèse est désigné pour les calendes de janvier, à la condition que si, au bout de ce temps, l'un des candidats n'avait pas achevé sa thèse, celui dont la thèse serait prête passerait le premier. (De La Roche.)

13 Octobre 1766.

Chaque membre fait son rapport sur les maladies qu'il a eu à traiter, et de celles dont il a eu connaissance.

Il résulte de ces diverses communications que :

1° Il n'y a point eu de maladies épidémiques cette année, quoique les rougeoles aient été abondantes au commencement du printemps chez les enfants et quelques adultes ; accompagnées de toux plus ou moins opiniâtres, elles ont presque toutes été bénignes, et se sont terminées au septième jour. Les remèdes simples et usités dans ces sortes de maladies ont suffi.

2° Il y a eu quelques fièvres putrides sur la fin du printemps et au commencement de l'été, mais en moindre nombre que dans les années précédentes. Quelques-unes ont présenté d'abord l'apparence de péripneumonies ou de fausses pleurésies, mais du troisième au cinquième jour, elles se montraient *humorales* et se terminaient par des *libertés* de ventre entretenues par les délayants et les minoratifs.

3° On a observé cette année plus de coliques bilieuses ; elles ont été même plus nombreuses depuis trois ou quatre mois qu'auparavant. Des douleurs de coliques d'abord légères avec des anxiétés dans la région de l'estomac, des nausées, des vomissements, des pituites muqueuses teintes de bile jaune, ensuite des vomissements de bile verte et porracée, avec des augmentations de coliques, ont été les accidents graves de cette maladie ; le ventre, *assiduement* resserré, ne cédait

que très difficilement aux laxatifs et purgatifs ;
les vomitifs à petites doses, tantôt mêlés aux
laxatifs ou avec des eaux *cordiales*, dans le temps
des anxiétés et des faiblesses, ont réussi. Les
maladies se sont terminées par la liberté du ventre,
entretenue naturellement ou artificiellement.

4° Les petites véroles, quoique nombreuses,
ont été presque bénignes et discrètes, principalement depuis trois ou quatre mois ; c'est pourquoi elles n'ont exigé que *de menus soins* et les
moyens ordinaires.

5° Il a paru, au commencement de cet automne, quelques fièvres intermittentes tierces,
qui ont cédé aux moyens fébrifuges ordinaires.

6° Le Collége a pris ensuite communication
de copies de plusieurs procès-verbaux des employés à lui adressées par M. le procureur du
Roi, de l'élection de Rouen, par lesquels il parait
que plusieurs débitants de tabac en poudre l'al-
tèrent par le mélange de plusieurs substances
étrangères, savoir : la craie en poudre, l'ocre
jaune, la chaux en poudre, les cendres tamisées,
la mélasse, la pulpe de pruneaux, etc. Le Collége a lu aussi un certificat des Dames supérieures
et hospitalières, et de l'économe du Bureau des
pauvres valides de cette ville, qui contient un
dépouillement des registres dudit hôpital, et un
calcul du nombre des fous qui y sont entrés de-

puis 1682 jusqu'en 1765 inclusivement, qui monte *à* 255 *fous* pendant un espace de 75 années. Ce nombre de 255 fous, seulement du côté des hommes, qui donne, par chaque espace de 5 années communes, celui de 17 fous, est monté, suivant ce certificat, pour les 5 dernières années, à 55; nombre en *effet extraordinaire* qui triple, et plus, celui de 17 de chaque *lustre* antérieur.

Un autre certificat de la communauté des Frères des écoles chrétiennes dites de Saint-Yon, en date du 19 septembre dernier, énonce que, depuis un certain nombre d'années, il faut que la folie ait attaqué un plus grand nombre de personnes, vu la quantité plus grande que jamais qui leur en est proposée. Ces certificats exposent que les insensés de l'une et l'autre maison ont une passion démesurée pour le tabac.

Après ce vu des pièces, le Collége, pour répondre à la question qui lui est faite, si le tabac altéré, comme il est dit ci-devant, peut préjudicier à la santé de ceux qui en usent, et comment, a repris en examen ce qui avait été déjà traité et délibéré sur cette matière, en son assemblée du 4 juin 1765, et en persistant sur le même jugement qu'il en avait porté, il estime de rechef que les matières ou corps étrangers ci-devant énoncés, mêlés dans le tabac, ne peuvent man-

quer de causer *divers accidents relatifs au tempérament et à la délicatesse des personnes qui en
font usage*, etc.

Pierre de Boisduval est élu conseiller-médecin
du Roi. (DE LA ROCHE.)

22 OCTOBRE 1766.

M. Bardet remet au médecin du Roi 15 liv.
provenant de la réception des chirurgiens pendant l'année dernière. (BOISDUVAL.)

17 JANVIER 1767.

MM. De La Roche et Boisduval sont commis
pour examiner la thèse de Rouelle, et MM. Pinard
et Fleury celle de Michel. Les thèses seront soutenues au mois d'avril prochain, savoir : Rouelle
le 1er et le 3, et Michel le 2 et le 4. (BOISDUVAL.)

3 AVRIL 1767.

Par décret du Collége, Jean-Antoine Rouelle
est admis unanimement comme agrégé, le 1 et 3
avril. La question tirée au sort était : *La Hernie
inguinale.*

4 AVRIL 1767.

Michel passe et soutient aussi sa thèse. Il tire
au sort cette question : *L'Hydrophobie est-elle*

toujours produite par la morsure d'un chien enragé?
(BOISDUVAL.)

Quoique l'hiver ait été extrêmement long et rigoureux, et qu'il ait tombé beaucoup de pluie pendant le courant de cette année, nous n'avons cependant pas eu beaucoup de maladies. Nous avons seulement eu, depuis le commencement du mois de septembre dernier, deux maladies épidémiques : *la grippe*, et des flux dysentériques.

La grippe est une espèce de fièvre catarrhale qui attaque d'un coup les malades par une douleur de tête, des lassitudes dans tous les membres, une fièvre assez violente qui dure deux ou trois jours et se termine par une sueur qui dure un jour ou deux, et juge ainsi la maladie. Le seul régime de vivre suffit pour la guérir ; on a cependant quelquefois été obligé de saigner ou de purger les malades quand la fièvre a voulu aller trop loin. En général, cette maladie n'a été d'aucune conséquence.

Il n'en est pas de même des flux dysentériques, qui ont fait périr plusieurs personnes, notamment celles qui étaient âgées, et les enfants. Cette maladie est accompagnée d'une douleur de bas-ventre, principalement vers la région ombilicale, ce qui dénote que les intestins grêles sont affectés. La fièvre est quelquefois très violente, et les malades rendent beaucoup de sang dans leurs excréments

La cause de cette maladie parait dépendre plutôt de l'air que de mauvaise nourriture, parce qu'elle existe en différents pays, dont les nourritures ne sont pas les mêmes.

Les remèdes qui paraissent le mieux réussir sont les saignées du bras faites les premiers jours, les lavements anodins huileux, les potions huileuses anodines, les doux purgatifs faits avec la manne et l'huile d'amandes douces, le petit lait clarifié et l'eau de poulet; pour nourriture, du bouillon fait avec deux parties de bœuf et une de veau, et la boisson une tisane faite avec le riz et la réglisse, et quand la fièvre et les douleurs ont cessé, purger le malade avec des *médecines astringentes*, puis quelques prises de diascordium; mais il faut bien se garder de donner des astringents avant que ces accidents soient dissipés, c'est-à-dire la fièvre et les douleurs, qui sont l'effet de l'inflammation des intestins.

13 OCTOBRE 1767.

Pinard, conseiller-médecin du Roi.

28 MAI 1768.

Requête de Lepecq de la Clôture, docteur en médecine de la Faculté de Caen, qui avait, pendant sept ans, exercé dans la même ville, lequel exprime le désir d'être agrégé au Collége de Rouen. Conformément aux Statuts, ses pièces seront examinées (PINARD.)

2 JUILLET 1768.

Après s'être entretenu des maladies régnantes, on s'occupe du choix de la question de pratique à proposer à Lepecq de la Clôture pour sujet de thèse : *Dans le rhumatisme articulaire, la saignée est-elle préférable aux sudorifiques ?* Le candidat est ensuite appelé, et dans un *élégant* discours, traite la question proposée, et la termine par douze propositions, quatre de médecine, quatre de chirurgie, et autant de matière médicale (PINARD.)

17 SEPTEMBRE 1768.

Fleury est élu médecin du Roi.

Le même jour, les membres du Collége se sont plaint qu'on leur avait envoyé des billets pour loger un officier, ainsi qu'on l'avait fait à tous les gens de robe comme juges du Bailliage, avocats et procureurs, parce qu'en l'Hôtel-de-Ville, on jugeait alors qu'il y avait *foule.* Le Collége a présenté une requête par laquelle il a non seulement fait valoir l'arrêt du Conseil, re-

vêtu de lettres enregistrées au Parlement, par
lequel il est exempté du logement des gens de
guerre; il a encore représenté les services perpé-
tuels que rendent ses membres aux pauvres de
la ville et des environs en *les recevant chez eux*
gratuitement.

MM. l'intendant, maire et échevins, ayant eu
égard à la légitimité de leurs raisons les ont maintenus dans leur privilège (PINARD.)

13 JANVIER 1769.

Le Collége convoqué et assemblé pour examiner la thèse de M. Lepecq de la Clôture, n'ayant
rien trouvé qui puisse l'empêcher d'être soutenue
publiquement, a fixé les 6 et 7 mars pour l'entendre.

En même temps, il a été arrêté, que la capitation n'ayant pas été augmentée pour l'année présente, chacun paierait sa quote-part suivant
l'arrêté de l'année précédente. (FLEURY.)

7 MARS 1769.

Par décret du Collége, Mᵉ Lepecq de la Clôture est reçu agrégé après avoir soutenu publiquement sa thèse, et traité la question suivante :
Qu'est-ce que le vertige vermineux ?

15 Octobre 1769.

Bardet est élu conseiller-médecin du Roi, et Boisduval le jeune, syndic; les comptes de Fleury sont approuvés.

28 Juin 1770.

Demande d'agrégation de M⁣ᶜ Louis-Jacques Daurignac, docteur en médecine de la Faculté de Caen, qui, conformément aux Statuts, a exercé la médecine pendant deux ans dans la banlieue de Rouen. Les titres seront examinés par Bardet et Lepecq de la Clôture (Bardet.)

5 Avril 1770.

Dans l'apoplexie, doit-on rarement donner l'émétique? Telle est la question soumise à Daurignac après le dépôt préalable de *son honoraire*.

25 Septembre 1770.

Après avoir soutenu sa thèse, les 24 et 25, Daurignac est reçu agrégé du Collége.

10 Octobre 1770.

Election de Boisduval neveu, comme médecin du Roi, et de Rouelle, comme syndic.

Liste des membres du Collége pour 1770, selon l'ordre de leur réception.

1731. Guillaume-Tiphaigne DE LA ROCHE.

1732. Nicolas DESLONGCHAMPS.

1734. Pierre DUCHAUFFOUR-DE-BOISDUVAL (mort le 21 septembre 1771.)

1742. Bertrand PINARD.

1742. Noël FLEURY.

1747. Louis BARDET (mort le 12 juin 1772.)

1753. Jean DUCHAUFFOUR-DE-BOISDUVAL.

1757. Jean ROUELLE.

1767. Louis MICHEL.

1769. LEPECQ DE LA CLOTURE.

1770. Louis DAURIGNAC.

ACTES DU COLLÉGE, DU JOUR DE SAINT-LUC 1770 AU MÊME JOUR 1771.

Pendant cette année, il n'y a pas eu de maladies épidémiques, mais les maladies régnantes ont été assez nombreuses : Petites véroles confluentes ou discrètes, fièvres putrides souvent accompagnées de dysenteries et traitées heureusement par *les saignées*, les boissons acidulées, la décoction de casse et de tamarin tous les deux jours (BOISDUVAL.)

12 Octobre 1771.

Election de Rouelle comme médecin du Roi, et de Michel, syndic (Boisduval.)

8 Février 1772.

Boisduval, ses comptes approuvés, remet 18 liv. à son successeur.

Pendant les cinq séances de l'année, il a été observé pendant les mois de janvier et février, beaucoup d'enfants atteints de rougeoles très bénignes, et de varioles également bénignes pendant le cours de l'année (Rouelle.)

10 Octobre 1772.

Election de Michel comme médecin du Roi, et de Lepecq de la Clôture, syndic (Rouelle.)

1773.

Les seules maladies régnantes ont été des fièvres putrides, débutant par la pleurésie, sans signe apparent d'inflammation, avec un pouls égal. Les vomissements amenaient de la bile verte; le système nerveux était excité au plus haut degré. Beaucoup, conséquemment, ont succombé par l'impéritie de ceux qui ont traité par la saignée, tandis que l'émétique administré au début, les potions toniques légères, les vésicatoires *loco dolenti*, ont réussi. La maladie se jugeait par une sueur légère à la suite d'un cathartique deux ou trois fois répété (MICHEL.)

29 OCTOBRE 1773.

Lepecq de la Clôture est élu médecin du Roi, et Daurignac, syndic (MICHEL.)

1774.

Maladies régnantes : Fièvres scarlatines et pustuleuses de différents caractères à l'équinoxe de printemps ; à la fin de l'été, il en a été manifestement de même chez les enfants et les adultes des deux sexes. Ces éruptions se jugeaient par la sueur, ou une hémorrhagie, les cinquième, neuvième et quatorzième jours, ou par une diarrhée bilieuse ; les médicaments énergiques n'étaient pas nécessaires.

10 OCTOBRE 1774.

Daurignac, médecin du Roi, et De La Roche, syndic (LEPECQ.)

20

14 Novembre 1774.

Convocation extraordinaire pour se rendre en robe, et féliciter le premier président de son heureux retour. La réponse au discours de Daurignac a été faite par M. de Rouville, doyen des présidents du parlement (DAURIGNAC.)

19 Novembre 1774.

Sur l'observation faite qu'il était peu convenable d'avoir fait répondre par un remplaçant au discours prononcé par le médecin du Roi, M. le premier président Le Couteulx reçoit, le 21, Daurignac, Rouëlle et Michel, pour leur répondre *lui-même* (DAURIGNAC.)

16 Janvier 1775.

Le procureur-général du Parlement demande au Collége si les cidres sophistiqués par la céruse dans le but d'adoucir les qualités malfaisantes des cidres acides ou durs, et *prématurer* la fermentation, peuvent expliquer les accidents de coliques et de tranchées auxquels ont difficilement survécu ceux qui en ont été atteints.

Le Collége après discussion de ses membres, et la lecture d'un mémoire présenté à l'Académie des Sciences, Belles-Lettres et Arts de Rouen, en 1772. concernant les moyens de découvrir s'il y a eu mélange de céruse dans les cidres ou non, le Collége répond que l'usage et le mélange de la céruse, litharge et autres préparations de plomb dans le cidre, est très pernicieux, et capable de produire des coliques semblables à celles des plombiers, potiers de terre et peintres, souvent suivies de paralysie, et autres accidents dont on ne voit que de trop fréquents exemples, et, conséquemment, que l'usage en doit être prohibé avec autant de précaution que celui de l'arsenic et autres poisons (DAURIGNAC)

En note est écrit : M. le premier président de Miromesnil ayant été promu à la dignité de chancelier, a été remplacé par M. de Montholon, premier président à Metz. A son arrivée à Rouen, le 23 février, le Collége a été convoqué pour aller le saluer. Il a répondu très gracieusement à l'allocution de Daurignac, et a promis au Collége sa bienveillance. (DAURIGNAC.)

Le Collége s'occupe d'une épidémie de fièvres tierces et demi-tierces (ou quotidiennes), avec des symptômes de fièvres malignes, qui a régné au printemps. L'écorce du Pérou a fait merveille dans cette maladie, quand elle a été donnée à temps. La maladie se terminait quelquefois par un écoulement qui s'établissait aux extrémités inférieures; le plus souvent par une œdématie des pieds.

10 Octobre 1775.

De La Roche, médecin du Roi, et Pinard, syndic.
Il est décidé qu'à l'avenir, pour obvier aux difficultés annuelles de répartition de la capitation, il sera payé une somme égale par tous les membres du Collége.

1776.

Pinard médecin du Roi.

3 Janvier 1777.

Représentations des héritiers Houppeville, qui demandent onze années d'arrérages d'une rente de 7 liv. 10 sols qui leur est faite. En conséquence, il a été payé à madame Maillard de Houppeville, 82 liv. 10 sols pour les dites onze années (Pinard.)

7 Juin 1777.

Antoine-François Hardy, docteur en médecine de la Faculté de Caen, adresse sa demande d'agrégation. Fleury et Michel sont désignés pour prendre connaissance de ses titres, et en faire un rapport (Pinard.)

9 Juillet 1777.

Les titres de Hardy sont : Maître-ès-arts; quatre ans d'études médicales à la Faculté de

Caen, qui l'a reçu successivement bachelier, licencié et docteur; certificat de deux années d'exercice à Caudebec. Il est admis à prononcer son discours, et reçoit pour sujet de thèse cette question : *La fièvre miliaire de notre pays est-elle essentielle, distincte des autres fièvres exauthématiques, et quel traitement exige-t-elle ?*

Le même jour, le Collége reçoit la demande d'agrégation de Mᵉ Pierre-Laurent-Guillaume Gosseaume, de Lyon, docteur en médecine de la Faculté de Caen. L'examen des titres est renvoyé au rapport de De La Roche et Boisduval (PINARD.)

3 Aout 1777.

On donne lecture d'une lettre de M. de *Lassone*, médecin du Roi en survivance, et président perpétuel de la Société royale de Médecine de Paris, par laquelle il propose au Collége une association pour entretenir un commerce suivi sur tout ce qui concerne la médecine pratique. Le Collége accepte cette proposition avec d'autant plus de plaisir que son but a toujours été de se rendre utile à l'humanité. En conséquence, Pinard est chargé d'en faire part à M. de Lassone qui lui adressa un diplôme en date du 12 août, par lequel le Collége était associé à la Société royale de Médecine de Paris.

14 Octobre 1777.

On a observé chez les adultes, des éruptions accompagnées d'inflammation et de délire. Une ou deux saignées et des délayants rappelaient promptement à la santé.

Les titres de M. Gosseaume examinés, le déclarent Maître-ès-arts, ayant quatre ans d'études médicales, bachelier, licencié, et docteur de la Faculté de Caen, ayant exercé pendant sept ans la médecine, à Evreux. Il est admis à prononcer son discours en costume convenable, et après un discours fort élégant, le Collége lui donne pour sujet de thèse la question suivante : *Dans la pneumonie erysipélateuse, peut-on prescrire des bains ?*

Demande d'agrégation de Morin. L'examen de ses titres est renvoyé à Fleury.

Election de Fleury, médecin du Roi, et de Boisduval, syndic.

28 Avril 1778.

Par décret du Collége, Mᵉ François Hardy, docteur-médecin, est admis comme agrégé du Collége, après avoir soutenu sa thèse les 27 et 28 avril. La question tirée au sort était la *phtisie dorsale*. (Fleury.)

2 MAI 1778.

Réception de M. Gosseaume qui a soutenu sa
thèse les 1er et 2 mai. La question tirée au sort
était l'*ulcération du diaphragme* (FLEURY.)

13 OCTOBRE 1778.

Boisduval, médecin du Roi, Rouëlle, syndic.

Liste des membres du Collége exerçant à Rouen.

1731. Guillaume-Tiphaigne DE LA ROCHE.
1732. Nicolas DESLONGCHAMPS (mort le 2 fé-
      vrier 1779.)
1742. Bertrand PINARD.
1742. Noël FLEURY.
1753. Jean DUCHAUFFOUR DE BOISDUVAL.
1767. Jean ROUELLE.
1767. Louis MICHEL.
1769. Louis LEPECQ DE LA CLOTURE:
1770. Louis DAURIGNAC.
1778. Antoine-François HARDY.
1778. Pierre-Laurent-Guillaume GOSSEAUME.

4 DÉCEMBRE 1778.

Convocation extraordinaire pour délibérer sur
une lettre écrite au Collége, de la part de M. De

Crosne, intendant de la généralité de Rouen, ayant pour objet de savoir si un cours de chimie pourrait y être utile, ainsi qu'un cours d'histoire naturelle. Le Collége déclare que l'établissement de ces cours est très utile, et remercie M. l'intendant d'avoir bien voulu le consulter (BOIS-DUVAL.)

10 FÉVRIER 1779.

Convocation extraordinaire chez Rouëlle, en l'absence de Boisduval, pour délibérer sur le parti qu'il convient de prendre vis-à-vis l'administration de l'hôpital des valides de Rouen, pour remplir les obligations qui sont imposées au Collége par l'article 22 de ses Statuts. Mes Fleury, Michel et Lepecq présenteront la requête suivante :

Le Collége, etc., a l'honneur de présenter à MM. les administrateurs de l'hôpital général des pauvres valides, l'objet et le résultat de son assemblée, *qui* est *que* la mort de M. Deslong-champs rétablit à son égard l'occasion de manifester le désir *que* les membres *qui* le composent ont eu d'être utiles au public, et spécialement aux pauvres. Ils réclament, à cet effet, l'exécution de l'article 20 de leurs Statuts homologués au Parlement, en vertu duquel chaque membre du Collége est obligé de faire à son tour la médecine au Bureau des Valides, et de la faire gratuite-

ment ; que cette pratique assurant aux malades
un concours de lumières et de soins, et leur pro-
curant l'avantage de recevoir les conseils de tout
le Collége, faisant entrer dans les fonds destinés
à l'entretien des pauvres une somme qui *n'est
pas à mépriser*, quelque modique qu'elle soit, en
rendant en même temps aux médecins une de
leurs prérogatives les plus chères, celles de *rendre*
aux malheureux l'obligation sacrée qu'ils ont
contractée dans leur agrégation, et dont l'autorité
suprême leur fait la loi, ils supplient MM. les
administrateurs d'avoir égard à leur représentation dictée par l'humanité, la religion, l'obéis-
sance et la justice. (ROUELLE.)

1ᵉʳ Mars 1779.

Les administrateurs ont demandé l'ordre que
devait suivre le Collége pour le service dudit hôpital, et la communication de l'article des Statuts
qui leur avait confié ce service. (ROUELLE.)

25 Juin 1779.

Copie de l'acte de révalidation hypothécaire
de la rente de 60 liv. envers l'Hôtel-Dieu de Rouen
par le Collége [1].

[1] Acte primitif chez Lefebvre, notaire, 30 janvier 1774.

17 JUIN 1779.

Séance extraordinaire dans la maison de Boisduval, pour délibérer sur les moyens de faire
retirer à la dame veuve de Boisduval l'avertissement qu'elle lui aurait déclaré avoir reçu de la
ville pour loger les gens de guerre; a arrêté qu'il
lui fallait présenter une requête au nom du Collége à M. l'Intendant, en faveur de ladite dame
de Boisduval, (ce qui a été fait), mais mondit
M. l'intendant a répondu aux Députés, qui étaient
MM. Rouelle, Lepecq, Hardy et Boisduval, que
quelqu'envie qu'il eût d'obliger le Collége, il
ne pouvait néanmoins faire retirer cet avertissement sans le consentement de MM. de Ville, et
que, s'ils le voulaient ainsi, il ne s'y opposerait
pas. (BOISDUVAL.)

DIMANCHE 27 JUIN 1779.

Le Collége, extraordinairement assemblé en
la maison de Me de Boisduval, médecin du Roi,
pour y délibérer sur les moyens de faire retirer
à Me Michel, l'un de ses membres, l'avertissement
qu'il lui aurait déclaré avoir reçu de la ville, pos-
térieurement à la susdite dame de Boisduval,
pour aussi loger des gens de guerre, a dit et statué
que, puisque la requête présentée à M. l'Inten-

dant, pour la dame veuve de Boisduval, n'avait pas eu tout l'effet qu'on en attendait, il fallait en présenter une autre au nom du Collége à MM. de Ville, tant en faveur de Me Michel, qu'en faveur de la veuve de Boisduval ; ce dont ont été chargés MM. Rouelle et Boisduval. Cette requête, par eux présentée, a été répondue de la manière la plus honnête, ainsi qu'on le verra en lisant la copie de la délibération de ces Messieurs, écrite mot après autre, à la page suivante. On la trouvera aussi cette copie collationnée attenante aux deux requêtes présentées, l'une en 1768, et l'autre en 1779 ; le tout dans une petite boîte où sont encore deux autres liasses, l'une concernant l'arrêt du Conseil, les lettres-patentes des Rois Louis XIII et Louis XIV, qui confirment l'établissement des Statuts et priviléges du Collége, et l'autre concernant l'Hôpital-Général dit le *Bureau*, composée de cinq pièces toutes très honorables pour ledit Collége.

Voici cette copie officielle :

« Du registre des délibérations de l'Hôtel-de-Ville de Rouen, a été extrait ce qui suit :

« Du 6 juillet 1779, au bureau de l'Hôtel-de-Ville de Rouen, MM. les Conseillers, Maire et Echevins de ladite ville assemblés en présence du procureur du Roi.

« En délibérant sur la requête présentée par

les docteurs agrégés au Collége royal des médecins de cette ville, expositive que différents titres
et lettres-patentes leur ont, de très grande ancienneté, attribué l'exemption du logement des
gens de guerre, de laquelle ils ont joui même
depuis l'ordonnance militaire du 1er mars 1768,
et dans laquelle ils ont été maintenus par ordonnance de M. l'Intendant, intervenue en septembre
de la même année 1768, dont une ampliation
est jointe à ladite requête : la Compagnie la prenant en considération, et pénétrée de la justice
des motifs qui en ont déterminé les dispositions,
a arrêté, du consentement du procureur du Roi,
qu'à l'avenir, les docteurs agrégés au Collége
royal des médecins de cette ville seront, eux et
leurs veuves, dispensés du logement des gens de
guerre, sauf néanmoins les cas de *foule* prévus et
désignés par l'article 60 du titre 5 de l'ordonnance
militaire du 1er mars 1768, dans lequel cas ils y
seront assujettis en suivant l'ordre prescrit par ledit
article, et il leur sera, au surplus, s'ils le requièrent,
délivré copie de la présente délibération. »

Signé, DE LANNOY, DE BELLEGARDE, LE BOUR-
GEOIS DE BELLEVILLE, LÉZURIER, DE BOISVILLE,
DURAND.

Collationné par le greffier, secrétaire de l'Hôtel-
de-Ville de Rouen.

Signé, DESMARES.

13 Octobre 1779.

La seule maladie qui ait été observée , est une dysenterie souvent inflammatoire , au commencement de l'automne , et qui a sévi en ville et dans toute la province , et premièrement dans le pays de Caux. La cause en était attribuée à la trop grande chaleur de l'été ; les remèdes antiphlogistiques en obtenaient promptement la guérison, à moins que la terminaison gangreneuse ne survînt.

Rouelle est nommé médecin du Roi, et Michel, syndic. (BOISDUVAL.)

10 Octobre 1780.

Boisduval , conseiller sortant , rend ses comptes et remet à Rouelle , son successeur , la somme de 12 liv. qu'il avait reçue pour la réception des chirurgiens. Il a remis en même temps une médaille d'argent que la Faculté de médecine de Paris a fait frapper à l'occasion de la section de la symphyse pubienne, opération qui a été pratiquée, pour la première fois, sur une femme vivante, par Me *Sigault de Lafond* , un de ses membres. Cette médaille a été donnée au Collége par Me *Des Essarts* , doyen de la Faculté. Ce même jour, le Collége a payé sa capitation ,

et a averti qu'on suivrait l'affaire entre lui et
l'administration de l'hôpital des pauvres valides
pour la place de médecin dudit Hôpital.

Me Michel a été nommé conseiller-médecin du
Roi, et Me Lepecq de la Clôture, syndic.
(ROUELLE.)

10 Aout 1781.

Sur la notification de Lepecq, que MM. de
l'administration de l'Hôpital des pauvres valides
ont fixé leur choix sur Mc Gosseaume, pour y
remplir les fonctions de médecin, le Collége *déclare ratifier* ce choix et *nommer* ledit Me Gosseaume pour son représentant dans le service
dudit Hôpital, sous la réserve qu'en cas de surcharge, d'épidémie dans ledit Hôpital, d'absence
ou de maladie dudit Mc Gosseaume, ou d'empêchement légitime, le Collége *fournira* un ou
plusieurs médecins pour le remplacer, lui aider
ou s'acquitter du service qui lui est imposé par
le Souverain.

Et sur l'observation faite par Me Gosseaume,
que le service auquel le Collége est assujetti, aux
termes des règlements, envers l'Hôpital des valides, est un service gratuit, ne voulant d'ailleurs,
Me Gosseaume, altérer en rien cette prérogative
de bienfaisance, déclare, en acceptant l'honneur

que lui font l'administration et son Collège, ne s'en charger qu'à condition que son service sera gratuit.

Arrêté, en outre, que Mrs Michel et Lepecq, commissaires nommés par le Collège, se présenteront à la prochaine administration, conjointement avec Me Gosseaume, pour lui remettre la délibération, la prier de vouloir bien la porter sur leur registre, et d'en donner une expédition au Collège.

(MICHEL, LEPECQ, DE LA ROCHE, ROUELLE, PINARD, BOISDUVAL, GOSSEAUME.)

(Au bas est écrit : *Nota*. Consultez la page..... Il y a une nouvelle délibération [1].)

17 OCTOBRE 1781.

MM^{es} Lepecq et Gosseaume étant absents, on a sursis de présenter à l'administration l'arrêté du Collège. (MICHEL.)

La constitution régnante a présenté beaucoup de petites véroles d'un caractère dangereux, et de dysenteries dans le pays de Caux, tandis qu'à Rouen la douce température du Ciel n'en a offert aucune.

Lepecq de la Clôture est élu médecin du Roi, et Daurignac, syndic, pour 1782.

[1] Nous la retrouverons tout à l'heure. — *Voir* le 18 mai 1782.

Michel constate que, n'ayant pas reçu la boîte
(qui contient les papiers précieux du Collége),
il ne peut la rendre. (MICHEL.)

JANVIER 1782.

Quelques petites véroles observées.

AVRIL 1782.

Déclaration unanime par laquelle le Collége
repousse la demande de plusieurs charlatans qui
voulaient être admis en ville, se fondant sur la
déclaration du Roi, de mai 1780, au sujet des
eaux minérales et de l'admission des remèdes
nouveaux.

3 MAI 1782.

Convocation extraordinaire. On reçoit une
thèse du docteur Lucas, laquelle sera soumise à
l'examen de Lepecq et Daurignac, pour entendre
leur rapport le plus tôt possible, afin qu'on
puisse indiquer au candidat l'époque à laquelle
il pourra soutenir sa thèse.

Dans cette même séance, les membres expri-
ment de nouveau le désir d'assurer leur antique
prérogative de fournir un médecin à l'Hôpital

des pauvres valides, laquelle prérogative est expresse dans ses lettres-patentes, dans ces mots : *qu'il ne sera point dérogé à l'usage qu'ont les médecins et chirurgiens de la ville et faubourgs, de venir servir, chacun à leur tour et par mois, audit Hôpital[1].*

. Le Collége croit prudent, avant de présenter sa requête à l'administration de l'Hôpital, de réclamer l'avis éclairé d'un jurisconsulte habile, M. Bréant, avocat du Collége. Lepecq, médecin du Collége, et De La Roche, doyen, sont chargés de cette mission. (LEPECQ.)

18 MAI 1782.

Convocation extraordinaire pour entendre la thèse d'agrégation du docteur Lucas, auquel on fixe les lundi et mardi 16 et 17 juillet pour la soutenir.

Voici l'opinion de M. Bréant :

M. Bréant est d'avis, d'après l'exposé de toutes les pièces relatives à la question présente (celle de l'Hôpital ;)

1° Qu'on fasse une assemblée du Collége portant nouvelle délibération, dans laquelle il sera énoncé qu'on a été informé que messieurs de l'ad-

[1] Arrêt d'enregistrement de l'édit du Roi portant établissement de l'Hôpital-Général, etc., donné à Versailles, au mois de mai 1681, registré avec modification de la Cour, le 23 juin suivant.

ministration de l'Hôpital des valides ont fixé leur choix sur Mc Gosseaume, pour remplir, dans ledit Hôpital, les fonctions de médecin.

2° Que Mc Gosseaume déclarera que les délibérations de MM. les Administrateurs étant contraires aux usages, aux Statuts du Collége, ainsi qu'à l'arrêt d'enregistrement de l'édit du Roi de 1681, il ne peut accepter l'honneur qu'on lui fait, parce qu'il est préjudiciable aux droits du Collége auquel il est agrégé ;

3° La matière sera mise en délibération..... et il a été arrêté que les lois, usages et Statuts du Collége seront exécutés ; qu'en conséquence, chacun des membres d'icelui fera le service de l'hôpital *alternativement et par mois*. Pour quoi il sera nommé un des agrégés pour faire le service du *mois* prochain ; on l'autorisera à se présenter à l'Administration pour y déclarer qu'il est chargé par le Collége de commencer le service de l'hôpital. En cas de refus, il est également autorisé à se retirer vers M. le procureur-général, pour lui demander l'exécution des règlements ;

4° La dernière semaine de chaque mois, le Collége s'assemblera pour nommer le médecin qui fera le service du mois suivant ;

5° Il sera aussi nommé deux Commissaires pour se présenter à l'Administration, la première fois, avec le médecin choisi.

Par suite de cette lecture à laquelle applaudissent tous les membres, il est unanimement décidé que le projet primitif de déposer une espèce de protestation, serait nul et non avenu.

Avant de prendre ce parti un peu violent, M⁰ Gosseaume réclame la faveur d'un peu de temps pour se rendre auprès des Administrateurs, pour les entretenir amicalement, et les prévenir de la résolution du Collége.

M⁰ Lucas étant mort au commencement du mois de juillet, avant d'avoir soutenu sa thèse d'agrégation, il est décidé que son honoraire de 3oo liv., déposé entre les mains de M⁰ Michel, sera restitué à sa famille.

Juillet 1782.

On touchait presque au solstice d'été, lorsque, tout-à-coup, fit irruption sur la population une espèce de brusque catarrhe qui se répand épidémiquement. Cette affection fort peu grave, se développe sans prodrômes par des sueurs, et une résolution complète des forces. Toutefois, cette transpiration est salutaire, et se juge par diverses espèces d'éruptions furonculeuses, particulièrement, ou des abcès.

Cette maladie générale, désignée sous le nom vulgaire de *grippe*, est une affection venant du Nord, et qui semble avoir pris naissance *en Russie*, *au mois de janvier de cette année*. Elle a reçu diverses dénominations suivant les pays qu'elle a parcourus : elle est désignée en Italie et en Angleterre par le nom *d'influenza*, de *générale* par beaucoup d'autres peuples, à Paris, par celui de *Coquette du Nord*. Elle a constamment revêtu la même forme pendant les épidémies de 1767, 1776 et 1780. Sa cause semble devoir être rapportée aux variations de la température, d'où l'on comprend, à cette même époque, la grande quantité de catarrhes, de maladies de poitrine, de pneumonies *bilioso-catarrhales*, pour le traitement desquels la saignée *ménagée*, les vésicatoires et les évacuants ont suffi [1].

12 Aout 1782.

Une députation de trois membres est nommée pour aller saluer le premier président du Parlement, M. de Pontcarré. M. Lepecq, conformément à l'usage, lui adresse un discours en français.

Octobre 1782.

Il règne en ce moment des fièvres intermittentes de divers types qui, depuis 1780, n'ont

[1] On reconnaît l'influence de Lepecq, au soin avec lequel les épidémies sont enregistrées. Son idée dominante se montre partout.

pas cessé d'être nombreuses à Rouen et dans les campagnes, principalement à la fin de l'été. Les plus rebelles ont été des continues remittentes, compliquées de catarrhes.

On a observé aussi des varioles confluentes en assez grand nombre, mais peu graves, et, à la fin d'octobre, des dysenteries accompagnées de suette et de miliaire. Il en a été de même pour les angines scarlatineuses et gangréneuses, traitées en mai et en septembre.

Lepecq se félicite que, pendant sa présidence, tous les charlatans aient été repoussés de la ville.

Daurignac est élu médecin du Roi, et Hardy, syndic (Lepecq.)

N. B. Comme note additionelle de Lepecq, se trouve l'observation suivante : Je ne puis passer sous silence la fréquence, cette année, des apoplexies, hémiplégies, paralysies, circonstance d'autant plus remarquable que plus de 100 personnes ont succombé de mort subite, tant en ville que dans les faubourgs. Beaucoup de paralytiques qu'on aidait par des évacuants, se sont trouvés tout-à-coup guéris, et ont recouvré le mouvement musculaire par des sueurs ou des flux de ventre. Il est à remarquer que le vent cette année avait été généralement froid, les pluies abondantes, fréquentes et refroidies par le vent du Nord (Lepecq.)

26 OCTOBRE 1782.

Reçu par le sieur Heudebourg, les 3oo liv. du docteur Lucas, héritier de ce dernier.

8 JANVIER 1783.

On discourt sur les maladies régnantes, parmi lesquelles on remarque : la fièvre continue, la fièvre inflammatoire, les congestions cérébrales, et quelquefois la fièvre maligne. Après une ou deux saignées, la première indication était d'évacuer les premières voies; il n'en périt pas moins de 18 à 21 [1].

On a observé encore des pneumonies bilieuses, avec *points* de côté, dans lesquelles les vésicatoires n'ont pas paru être d'un grand effet, des toux, des maux de gorge, des catarrhes, des affections érysipélateuses, des rhumatismes. (DAURIGNAC.)

15 OCTOBRE 1783.

Pendant les mois d'avril et de juillet, les maladies régnantes étant nulles, on trouva inutile de convoquer le Collége, mais le 15 octobre, on en sentit la nécessité, en raison du nombre des dysenteries et autres flux de ventre qui furent observés, ainsi que de fièvres intermittentes, et après

---

[1] On n'indique pas pendant quel intervalle de temps.

avoir traité de ces maladies et des remèdes qu'elles exigeaient, on procéda à l'élection de Hardy, comme médecin du Roi, et de Gosseaume, comme syndic (DAURIGNAC.)

1784.

Vers le commencement d'octobre à-peu-près, une convocation extraordinaire réunit le Collége pour s'occuper d'un *procès à intenter aux chirurgiens.* Il est convenu, par précaution, qu'on se rendra auprès de monseigneur de Belbeuf, procureur général près le Parlement de Normandie, pour l'entretenir de cette affaire et la concilier, et enfin, si besoin est, poursuivre les chirurgiens en justice.

La précocité de l'hiver, et sa rigueur presque insupportable, ont été telles, qu'il semblait que le ciel et la terre ne fussent séparés que par une couche de neige; aussi les débordements et la hauteur de la Seine ont-ils été considérables lors de la fonte des neiges.

On ne convoque pas à la séance d'avril, rien n'étant à l'ordre du jour (HARDY.)

28 AOUT 1784.

Présentation de la demande d'agrégation de Mᵉ Jean-Baptiste Hardy, de Caen¹, qui désire

¹ Celui qui faisait déjà partie du Collége, était Antoine François.

l'agrégation. L'examen de ses titres est renvoyé à Pinard et Fleury.

16 Octobre 1784.

Dans cette séance, Me Gosseaume est élu médecin du Roi, et De La Roche, doyen du Collége, syndic.

Les titres de Jean-Baptiste Hardy sont les suivants : Maître-ès-ars, trois ans d'études à la Faculté de Caen, un an à la Faculté de Paris, bachelier ès-lettres, licencié et *doctorisé*[1] dans l'Académie de Caen, ayant un certificat de religion, certificat de pratique à Caudebec; il remplit donc toutes les conditions imposées par les Statuts du Collége.

Pas de maladies régnantes, si ce n'est des éruptions varioliques, et encore en petit nombre, et dans la basse classe qui, généralement, a beaucoup d'enfants et des habitations fort étroites (Hardy.)

26 Octobre 1785.

La somme à laquelle s'élève la capitation du Collége, est de 150 livres, c'est-à-dire 15 liv. par tête.

Le sujet de thèse fourni au candidat Hardy (qui avait fait *ses visites en robe* à chacun des membres du Collége pour le saluer) , est celui-ci.

[1] Textuel.

« *Dans le début et pendant le cours d'une fièvre putride, accompagnée d'une sueur abondante, est-il permis de pratiquer la saignée, de prescrire l'émétique et les purgatifs ?*

« Le dépôt de 3oo liv. est préalablement effectué entre les mains de Gosseaume qui en rendra compte.

« Pour rendre plus solennelle à l'avenir la cérémonie des réceptions, et la dignité de l'ordre, on décide que les candidats seront revêtus de la robe et du bonnet écarlate. » (GOSSEAUME.)

Tableau des médecins alors en exercice dans la ville de Rouen.

1731. Guillaume-Tiphaigne DE LA ROCHE, doyen.
1742. Aimable-Guide-Bertrand PINARD.
1742. Noël-Antoine FLEURY.
1753. Jean DUCHAUFFOUR-DE-BOISDUVAL.
1767. Jean-Antoine ROUELLE.
1767. Louis-Jacques-François MICHEL.
1769. Louis LEPECQ DE LA CLOTURE.
1770. Louis-Jacques DAURIGNAC.
1778. Antoine-François HARDY.
1778. Pierre-Antoine-Guillaume GOSSEAUME.

29 JANVIER 1785.

Rien à l'ordre du jour (GOSSEAUME.)

6 Avril 1785.

Le Collége reçoit : Le *Code de Médecine militaire* publié par de Horne ; 2° Le *Bulletin de la Société royale de Médecine de Paris sur le Magnétisme animal*, et d'autres travaux de la même Société.

On s'occupe ensuite des rentes de l'Hôtel-Dieu et des héritiers Houppeville ; on prévient chacun des membres qu'il ait à payer sa quote-part.

On s'occupe ensuite du candidat Hardy, qui a reçu son sujet de thèse le 26 octobre, et qui, par conséquent, eût dû déjà présenter sa thèse à l'examen du Collège, *puisqu'aux termes du règlement*, cette thèse doit être préparée en trois mois, à partir du jour où le sujet de thèse est donné.

Le retard signalé étant dû probablement à l'ignorance des règlements, on décide qu'une lettre officieuse, émanée du médecin du Roi, sera adressée au candidat, qui devra présenter sa thèse faite, au plus tard le 1er juillet (Gosseaume.)

15 Juillet 1785.

Hardy n'ayant pas répondu à cette invitation, il est décidé que la présentation de sa thèse aura lieu au plus tard, au mois d'octobre, et qu'à cette époque, si elle n'est pas terminée, le

candidat sera contraint de demander et d'accepter
un nouveau sujet de thèse. Le médecin du Roi
est chargé de lui transmettre la teneur de cette
décision.

On donne lecture de la demande d'agrégation
de Jean-Philippe Lhonoré de Haut-Mesnil, docteur-médecin de Caen, de la Société royale de
médecine de Paris, et qui a exercé la médecine
à Bernay. De La Roche et Pinard sont chargés de
rendre compte à la prochaine séance de l'examen
des pièces probatoires.

Présents à la séance : De La Roche, Pinard,
Fleury, Boisduval, Lepecq, Michel et (Gos-
SEAUME.)

10 Octobre 1785.

On donne lecture d'une lettre de Jean-Baptiste
Hardy, en date du 14 juillet, dans laquelle il
déclare être prêt à se rendre aux vœux du Collége, s'il lui plaît de changer le sujet de sa thèse.
On décide que le premier sujet donné est suf-
fisant. La lettre est déposée aux Archives (à la
liasse, *pièces diverses.*)

On donne lecture d'une autre lettre de M. Lhonoré de Haut-Mesnil, du 5 octobre, par laquelle
il s'excuse de son retard en raison de ses affaires.

La Commission fait son rapport sur les titres

de ce candidat; il en résulte qu'il a étudié pendant quatre ans la médecine, qu'il possède des certificats de religion et de moralité, qu'il a exercé à Bernay de 1774 à 1785, c'est-à-dire, près d'onze ans; il remplit donc toutes les conditions voulues.

On lit ensuite une demande d'agrégation de Gaspard-Charles *Bunel*, docteur-médecin de Montpellier, qui a exercé la médecine à Neufchatel-en-Bray. Les titres sont renvoyés à l'examen de De La Roche, Pinard et Gosseaume.

M. de Belbeuf, procureur-général du Parlement de Normandie, adresse au Collége une lettre fort gracieuse, dans laquelle il l'invite à présenter un mémoire qu'il se fera un plaisir de soumettre à ses collègues, dans lequel les médecins demanderont *une augmentation d'honoraire, pour les rapports qu'ils font en justice.* MM⁰ Gosseaume et De La Roche sont chargés de rédiger ce mémoire.

De La Roche est élu médecin du Roi, et Pinard, syndic.

Voici en peu de mots ce qui concerne la constitution médicale pendant l'année qui vient de s'écouler : automne assez froid et humide, petites véroles bénignes et hiver froid, mais pas trop rigoureux, cependant, outre les catarrhes, phthisies, fièvres bilieuses, apoplexies, hydro-

pisies, rhumatismes et douleurs d'articulation,
maladies de poitrine, *chorée*, angine, vomissements, accompagnés de maladies éruptives, dont
la durée était de quatorze jours environ, et à la
terminaison desquels on observait l'adème des
pieds, l'anasarque, l'ascite, facilement curables
par les purgatifs.

La température d'été a donné des fièvres bilieuses. En somme, pour les hommes comme pour
les bestiaux, cette année devra être comptée
pour une des plus meurtrières. Beaucoup de cé-
réales ont été détruites par le chardon sauvage,
les fruits ont manqué tout-à-fait dans la contrée,
la cherté des fourrages a été extrême, la *livre*
de foin en Normandie n'a pas été au-dessous de
7 *sols*, les plantes oléagineuses n'ont pas souffert de moindres dommages. Beaucoup d'arbres
et de larves d'insectes, ont péri.

Comme tout ce qui honore un membre, honore le corps auquel il appartient, il est bon
d'enregistrer que Louis Lepecq de la Cloture a
obtenu des lettres de noblesse.

25 Octobre 1785.

Noël-Antoine Fleury a succombé à la suite
d'une attaque d'apoplexie. Inscrit au tableau de
l'ordre le 25 septembre 1742, il a exercé à

Rouen la médecine pendant quarante-trois ans. Homme de mœurs pures et homme d'esprit, plus remarquable encore par son savoir. Ses obsèques ont eu lieu dans la Basilique de Saint-Ouen, et le Collége en corps, conduit par le médecin du Roi, y a assisté en robe noire et en bonnet écarlate [1].

Pour ajouter à l'histoire médicale, nous dirons *que cent-vingt Rapports en justice* ont été faits par suite de l'examen d'un certain nombre de cadavres, quarante trois noyés, deux morts violentes, cinq par la combustion, les autres de mort subite [2] (GOSSEAUME.)

29 AVRIL 1786.

On fait choix de deux questions médico-pratiques pour sujet de thèse d'agrégation de Jean-Philippe Lhonoré et Gaspard-Charles Bunel. Ces deux docteurs étant présents en robe, Lhonoré tire cette question : *Doit-on pratiquer la saignée dans la pneumonie bilieuse?*

[1] C'est la première fois que se trouvent consignés de semblables détails.

[2] Il est probable que Hardy avait cessé de poursuivre son agrégation, car, outre que son nom ne figure pas au tableau des agrégés, on trouve, à la date du 19 novembre, un reçu de 3oo liv. qu'il avait déposées comme honoraire.

Bunel, celle-ci : *Lors de la suppression des lochies, laquelle des deux doit-on adopter, de la saignée facile par les sangsues appliquées aux parties sexuelles, ou de la saignée de la saphène ?* (PINARD, pour DE LA ROCHE, absent.)

14 OCTOBRE 1786.

Élection de Pinard, comme conseiller-médecin du Roi; syndic : Duchauffour De Boisduval.

VENDREDI 19 JANVIER 1787.

Lhonoré et Bunel soumettent au Collége leurs thèses imprimées pour l'agrégation. — De La Roche et Boisduval sont chargés de les examiner. (PINARD.) [1]

21 FÉVRIER 1787.

Les 23 et 24 mars prochain sont fixés à Lhonoré, pour soutenir sa thèse d'agrégation. (PINARD.)

24 MARS 1787.

Par décision du Collége, M⁰ Lhonoré de Haut-Mesnil est admis agrégé au Collége, après avoir

[1] M. Bunel ayant abandonné le projet de se faire agréger, on lui remit, le 23 janvier, les 300 liv. qu'il avait déposées pour l'honoraire.

soutenu sa thèse et traité cette question : *Des adhérences peuvent-elles s'établir à la suite d'un ulcère du col de la vessie ?* (Pinard.)

21 Avril 1787.

On soumet au Collége une nouvelle édition imprimée de ses Statuts ;

Plus, une quittance de 75 l. de la veuve d'Houppeville, datée du 8 avril, pour la rente due par le Collége. (Pinard.)

Mardi 16 Octobre 1787.

Élection de Boisduval comme président, et de Rouelle, comme syndic. (Pinard.)

29 Mars 1788.

Henri Duparc, docteur en médecine de Montpellier, demande l'agrégation. Ses titres seront examinés par Rouelle et Boisduval. (Boisduval.)

29 Juin 1788.

Rapport sur les titres de Duparc. Il manque aux pièces un certificat du cours de philosophie et de pratique médicale dans la ville de Cherbourg, qu'il adressera prochainement.

27 Septembre 1788.

Aucune maladie particulièrement régnante.

10 Octobre 1788.

Convocation extraordinaire, à dix heures du matin, pour nommer une députation chargée d'aller complimenter le premier président Lecoulteux sur son heureux retour, après un exil de quatre mois environ. Les Députés en robe, précédés par un huissier, ont été introduits, et ont adressé en français un discours par l'organe de Boisduval, auquel le premier président a fait la réponse la plus aimable.

17 Octobre 1788.

Nulle maladie régnante, excepté le catarrhe bénin, qui sévit en septembre.

A cause de sa mauvaise santé, Rouelle n'ayant pu être nommé, Michel est élu médecin du Roi, et Lepecq, syndic.

1789.

Boisduval rend ses comptes à l'expiration de ses fonctions; ces comptes sont trouvés parfaitement en règle.

La capitation et la rente de l'Hôtel-Dieu sont
payés par les membres qui le veulent bien.

' Hélas ! qu'il faut peu se fier à la santé la plus
florissante ! en 20 heures , la cruelle mort, je le
dis en pleurant, a enlevé M. Tiphaigne De La
Roche, à la suite d'une péripneumonie *bâtarde* ,
âgé de 86 ans, sans aucune infirmité particulière
à la vieillesse , aussi sain d'esprit que de corps ;
il est mort en chrétien. Que la terre recueille
sa dépouille mortelle, et le ciel son ame !

1ᵉʳ Janvier 1789.

Duparc ayant satisfait aux exigences des Statuts,
est admis comme candidat. On lui donne, pour
point de thèse, cette question[2] : *Faut-il, au
début et pendant le cours d'une fièvre putride,
employer la saignée, l'émétique et les purgatifs ?*

Au commencement de cette année, le Roi
ayant jugé convenable d'appeler M. Necker au
ministère, *ce grand homme, admirable aujourd'hui,
mais plus admirable encore pour les siècles futurs,
et que nos neveux diviniseront*, a fait appel à chaque
ordre de l'État, pour qu'il indiquât ses doléances
avec sûreté et liberté. La ville de Rouen, en
grand émoi , a écrit au conseiller-médecin du

' Ici Michel fait de la poésie comme rédacteur

[2] Déjà donnée à Jean Hardy , mais non résolue.

Roi, ainsi qu'aux autres ordres, pour les engager à unir leurs vœux au vœu général. Le Collége convoqué *ad hoc*, a décidé que ses vœux seraient exprimés séparément et adressés directement aux ministres du Roi. Michel et Rouelle furent chargés de représenter les intérêts du Collége. La réponse qui fut faite par l'ordre des avocats, fut que le concours du Collége était agréable, mais que sa requête avait été présentée un peu tardivement ; telle fut la cause qui engagea le Collége à la présenter seule aux ministres pour la faire arriver en temps utile, au lieu de la joindre à celle de l'Ordre des avocats avec laquelle elle devait être commune.

Voici d'ailleurs l'expression textuelle des vœux du Collége, adressés par le médecin du Roi à M. Necker, au Garde des Sceaux et à M. de Villedeuil :

« Messieurs,

« Le Collége des médecins de la ville de Rouen m'a chargé de faire parvenir au Trône son vœu et ses humbles supplications, sur la constitution qu'il lui paraît convenable de donner à l'Assemblée des États-Généraux du royaume, et à celle des États particuliers de la province de Normandie.

« Nous ne nous sommes pas laissés entraîner en aveugles au torrent de l'opinion publique.

Nous avons pensé que si la raison désavouait un attachement servile pour les anciens usages, il n'était pas permis non plus d'en solliciter l'abrogation sans une utilité évidente. Persuadés que cet objet de la plus grande importance, exigeait l'examen le plus profond, la délibération la plus mûre, et profitant des relations qui existent entre notre corps et celui des jurisconsultes, nous avons conféré avec leurs commissaires. Cette communication de lumières et de réflexions a produit, dans les deux Colléges, la même résolution déterminée par les mêmes motifs; celle des avocats ayant précédé la nôtre, nous avons adopté unanimement le mémoire qu'ils vous ont supplié, Messieurs, de transmettre à Sa Majesté. Daignez aussi, Monseigneur, être notre interprète et notre intercesseur auprès du Roi.

En particulier à M. Necker :

La nation a mis ses espérances dans vos vertus et dans vos lumières, comme dans la sagesse, la justice et la bienfaisance de ce prince qu'elle chérit. Mon Collége m'a prescrit de vous assurer qu'il partage la reconnaissance que vous a vouée le peuple Français; je remplis ce devoir avec d'autant plus de plaisir qu'il me procure l'occasion de vous donner un témoignage de ma vénération personnelle et du profond respect avec lequel je suis, etc.

M. Necker ne me fit point de réponse, mais le Garde des Sceaux et M. de Villedeuil firent la suivante :

Versailles, 14 septembre 1788.

« J'ai reçu, Monsieur, la lettre que vous m'avez écrite le 8 de ce mois, au nom du Collége des médecins de Rouen, pour me témoigner son adhésion au mémoire de l'Ordre des avocats de cette ville, relativement à la formation des États généraux ; Sa Majesté fera incessamment connaître ses intentions.

« Je suis, Monsieur, votre très humble et très obéissant serviteur,

« VILLEDEUIL. »

A M. Michel, médecin ordinaire du Roi, à Rouen.

La commission royale de Rouen m'écrivait (c'est toujours Michel qui parle) la lettre suivante au sujet des corvées, dont je fis part au Collége.

Messieurs,

Nous avons l'honneur de vous informer que M. le directeur général a annoncé, par une lettre du 31 octobre dernier, à Messieurs de la Commission provinciale, que Sa Majesté a jugé mal fondées les réclamations qui lui avaient été faites par l'Hôtel-de-Ville, tant en son nom qu'en ceux des Communautés d'arts et métiers, contre les dispositions du mandement par lequel était fixé le montant de la prestation représentative de la corvée.

Nous sommes chargés, en conséquence, de vous avertir de remettre incessamment votre rôle, faute de quoi il serait impossible de suspendre davantage l'exercice de la contrainte de droit. Nous présumons que vous aurez fait, par provision, la répartition, malgré votre réclamation, car vous ne doutez pas que c'est par condescendance que vous n'avez pas été pressés de satisfaire, jusqu'à ce que Sa Majesté eût prononcé; mais il est impossible, en cet instant, que cette partie du service souffre un plus long retardement.

Nous avons l'honneur d'être,

　　　Messieurs,

　　　　　Vos très humbles et très
　　　　　obéissants serviteurs.

*Les Députés composant le bureau intermédiaire
du département de Rouen,*
Aroux (curé), Levieux, Massé.

Le Collége me chargea[1] d'écrire au Bureau intermédiaire et de faire valoir les raisons de

[1] C'est le rédacteur Michel qui parle.

prérogatives dont le Collége est en possession. Alors j'écrivis la lettre suivante :

Messieurs,

« J'ai reçu la lettre que vous avez écrite au Collége ; je vous remercie et pour lui et pour moi de votre condescendance. Je suis mortifié de ne pouvoir vous donner une satisfaction prompte, ne pouvant rien déterminer de mon chef ; je ne puis vous donner de raisons solides qu'après que j'aurai assemblé mon Collége. Vous n'ignorez pas que tous les corps ont des règlements que le chef est obligé de tenir. En attendant, permettez-moi de vous représenter, en mon nom personnel, que le Collége *jouit, par son institution, de prérogatives dont jouissent les nobles*, et que, par conséquent, il est exempt de corvées, tant en nature qu'en représentation.

21 MARS 1789.

En l'assemblée des médecins de Rouen convoquée extraordinairement par billets, en la manière accoutumée, et tenue dans l'hôtel de M. Michel, conseiller-médecin ordinaire du Roi pour la présente année, où étaient MM. Pinard, doyen, de Boisduval, Rouëlle, Michel, Daurignac, Hardy, Gosseaume et Lhonoré, pour et en exécution des lettres du Roi données à Versailles le

24 janvier, du règlement y annexé, de l'ordonnance de M. le lieutenant-général du Bailliage,
rendue en conséquence le 11 de ce mois, et conformément à l'avertissement donné à la présente
assemblée par MM. les officiers municipaux de
cette ville, en la présence de M. Michel, médecin
du Roi, le 18 de ce mois, être procédé à la nomination des Députés dans la proportion déterminée par l'article 26 du règlement, en l'assemblée du Tiers-Etat qui doit être tenue le 26 de ce
mois en l'Hôtel-de-Ville, pour rédiger le cahier
dont il est parlé dans ladite ordonnance, et nommer
des Députés pour porter ledit cahier en l'assemblée
qui doit être tenue par M. le lieutenant-général,
dans laquelle assemblée lesdits sieurs susnommés,
après en avoir délibéré et recueilli les voix, ont,
d'après la pluralité des suffrages, nommé et député
par ces présentes, MM. Michel, médecin du Roi, et
Hardy, à l'effet de les représenter à l'Assemblée du
Tiers-Etat, qui doit se tenir en l'Hôtel-de-Ville,
ou autre lieu indiqué dans les formes ordinaires, et là, concourir avec les autres membres
de l'assemblée à la rédaction de leur cahier de
doléances, plaintes et remontrances, et après la
rédaction dudit cahier, concourir pareillement à
l'élection des Députés qui seront chargés de porter
ledit cahier à l'assemblée qui sera tenue par
M. le lieutenant-général de Rouen, le 1er avril

prochain ; donner auxdits Députés tous pouvoirs
généraux et suffisants de proposer, remontrer,
aviser et consentir tout ce qui peut concerner
les besoins de l'État ; la réforme des abus, l'établissement d'un ordre fixe et durable dans toutes
les parties de l'administration, la prospérité du
royaume, et le bien de tous et de chacun des
sujets du Roi ; promettant lesdits sieurs agréer
et approuver tout ce que lesdits députés qui
seront nommés, auront fait, délibéré et signé, en
vertu des présentes, de la même manière que si
lesdits sieurs compétents y avaient assisté en personne. Fait et passé à Rouen, au susdit lieu,
lesdits jour et an que dessus. Signé : PINARD,
BOISDUVAL, ROUELLE, DAURIGNAC, HARDY, MICHEL,
GOSSEAUME, LHONORÉ.

LUNDI ET MARDI 13 ET 14 JUILLET 1789.

Joseph - Thomas - Philippe - Henri *Duparc*, de
Coutance, docteur-médecin de Montpellier a
soutenu le sujet de thèse qui lui avait été proposé,
et traité la question tirée au sort. (*De l'adhérence
des intestins entr'eux.*) Il a été déclaré apte à faire
partie du Collége de Rouen. Plusieurs membres
étaient absents par suite d'un mouvement populaire qui avait fait fermer les portes de la ville.
La maison du procureur-général avait été détruite

par le peuple, beaucoup de magasins avaient été pillés en trente-six heures; une grande, pour ne pas dire une complète disette existait dans la ville; Paris, au même jour, comme à Rouen, était en proie à des convulsions populaires.

Jamais année d'un froid plus continu que l'année présente; la Seine, dans sa totalité, était arrêtée par la glace, beaucoup de rivières, qui, de mémoire d'homme, n'avaient jamais été gelées, étaient couvertes d'une glace épaisse; les rivages de la mer, à une demie lieue et au-delà, étaient couverts de glaçons si épais, que les animaux les plus lourds y étaient portés sans danger; une énorme quantité de poissons, surpris par la gelée, étaient pris çà et là dans les glaçons sur tous les points, et, ce qu'il y a de plus merveilleux, jamais année ne fut plus remarquable par sa salubrité; les maladies y étaient fort rares, et cependant, en raison de l'extrême disette, on avait importé, de tous les pays du monde, des grains souvent altérés, dont on ne ressentit pas les effets fâcheux; la seule maladie observée fut, au commencement et à la fin de la gelée, des apoplexies violentes.

1er OCTOBRE 1789.

Lepecq de la Cloture est porté unanimement à la présidence; on lui donne Daurignac pour syndic. Il reçoit de son prédécesseur, comme reliquat de son compte de gestion, la somme de 34 liv. (MICHEL)

En raison de son peu d'importance, le Collége décide que la somme résultant du droit de présence du médecin du Roi aux examens des chirurgiens et pharmaciens, restera sa propriété exclusive Lepecq se conforme à cette délibération.

JANVIER 1790.

La rougeole est la seule maladie régnante; elle n'a cessé d'exister depuis la fin du mois d'août dernier, mais sans mortalité dans la ville.

On s'entretient d'abord de nouvelles capitations à payer sous différentes dénominations. Sur la convocation expresse adressée à chacun d'eux par le médecin du Roi, les membres sont tous présents, excepté Hardy et Duparc.

On donne ensuite connaissance du décret sanctionné par le Roi, et adressé par les municipalités, sur les contributions à percevoir sous le nom de contributions patriotiques. Chacun des membres déclare être prêt à souscrire volontiers, mais il est unanimement arrêté qu'une nouvelle lettre sera adressée au nom du Collége par le médecin du Roi, sous forme d'admonition. (LEPECQ.)

Continuation de la petite vérole et de la rougeole; maladies régnantes à l'automne : toux, catarrhes, angines, rhumatismes, coliques provoquées par la *surabondance de la bile* et l'embarras des premières voies, abcès se terminant par des fistules, ou rejetés par les voies pulmonaires.

12 SEPTEMBRE 1790.

Dans la dernière séance, on a donné lecture d'une lettre d'invitation adressée au médecin du Roi, par laquelle les médecins sont invités, ensemble ou séparément, à envoyer au *Conseil supérieur de santé*, les différentes observations concernant la constitution médicale, propres à éclairer cette question. Un vote, conforme au désir exprimé dans cette lettre, a eu lieu.

Lepecq, Gosseaume et plusieurs délégués sont chargés de recueillir ces documents, et de les adresser au Conseil supérieur de santé.

Daurignac est élu médecin du Roi, et Hardy, syndic.

5 NOVEMBRE 1790.

La contribution patriotique, prescrite par les administrateurs de la ville, est remise entre les mains du médecin du Roi.

Chacun des membres vient ensuite apporter le contingent de ses observations pour le rapport qui doit être adressé au Conseil supérieur de santé. (DAURIGNAC.)

Tableau de l'ordre.

1742. Amable-Guide-Bertrand PINARD, doyen.
1757. Jean DUCHAUFFOUR DE BOISDUVAL.
1767. Jean-Antoine ROUELLE.
1769. Louis LEPECQ DE LA CLOTURE.
1770. Louis-Jacques DAURIGNAC.
1778. Antoine-François HARDY.
1778. Pierre-Laurent-Guillaume GOSSEAUME
1787. Jean-Philippe LHONORÉ DE HAUTMESNIL.

14 JANVIER 1791.

Maladies régnantes de l'automne : varioles moins compliquées, toux, maux de gorge, coliques douloureuses, fièvres catarrhales, pneumonies promptement mortelles. (DAURIGNAC.)

On n'a pas convoqué aux séances d'avril et de juillet.

VENDREDI 14 OCTOBRE 1791.

L'hiver paraît devoir être plus humide et moins froid que le précédent. Les varioles, catarrhes, apoplexies, hémiphlégies, paralysies, s'y sont fait observer. Les vieillards frappés d'apoplexie ont

succombé presqu'aussitòt. Quelques fièvres putrides, malignes, les diarrhées bilieuses, les
dysenteries, ont été constatées pendant l'été.

On donne ensuite lecture d'une lettre de la
dame Maillard de Houppeville, qui réclame la
somme de 3o liv. pour quatre années échues de
sa rente. Cette somme est à l'instant acquittée.

On passe ensuite au scrutin d'élection pour la
nomination d'un conseiller-médecin ordinaire
du Roi. Hardy est appelé à cette fonction, et
Gosseaume devient syndic. (DAURIGNAC.)

Ces nominations faites pour l'année 1792, ont
été seulement en projet; car ici se termine le
manuscrit. On connaìt la régularité et l'ordre
qu'apportaient, en général, à la tenue du registre,
les membres du Collége, et particulièrement
ceux que le vœu général avait portés à la présidence, pour être certain qu'il n'y a pas eu
négligence ou oubli dans cette rédaction. La
révolution, en détruisant tous les priviléges, en
balayant toutes les corporations, avait entraîné
dans sa chute le Collége des médecins de Rouen.

FIN.

TABLE

DES MÉDECINS DU COLLÉGE, DONT LES NOMS
NOUS SONT PARVENUS.

———•———

1605 . . . . LEPIGNY, reçu en 1583,
Chanoine de la Cathédrale,
mort en 1633, 4 septem-
bre.

LAZARUS.

BOETIUS.

BRAS DE FER.

DEWANDES.

DUVAL.

M. JAGAULD, Médecin du
Prince de Condé.

BAZIRE.

N. BANCE.

A. VIEL.

E. FAULCON.

J. DE LAMPÉRIÈRE, Médecin
de Marie de Médicis.

JOUYSE.

LORMIER.

GROULT.

YVELIN.

BERNARD.

Jean HOUSSET, mort le 13
février 1670.

1670 . . . . DAVID DES ESSARTS.

L. NOURRY, (mort le 30
janvier 1673.)

Jean-Baptiste PORRÉE.

François LEBARON, père.

BOUJONNIER.

Jérémie MAYER, (mort en
1676)

Marin LEPIGNY, neveu du
sieur Marin Lepigny, né
en 1604, mort en 1676.

Georges QUESTIER.

Antoine PICOT.

Robert BARRASSIN.

Guillaume HÉNAULT, (mort à
Paris, en 1675.)

Noël LEFOURNIER-DUPERRAY.

Nicolas LEVANNIER.

David LALOUEL.

Jean LECHANDELIER.

François LEBARON, fils.

Jacques NOEL.

Guillaume de HOUPPEVILLE,
(mort en 1754.)

Pierre BUQUET.

Germain LHONORÉ.

Nicolas GILBERT.

1670—13 mars . . . François GALLEMANT, mort
à Dunkerque en 1676.

1670—13 août . . . Ferdinand MENDEZ, Médecin de la reine d'Angleterre.

1671—16 mai . . . Nicole DESFONTEINES.
François LENOBLE.

1678—1er juillet . . François DUVAL.
BÉRENT.

1695—4 mars . . . Baltazard NÉEL, mort au mois d'août 1718.
François DUVIVIER, mort en 1736.

1701—10 août . . . Alphonse Bd LHONORÉ.

1707 . . . . Pierre REU.

1708 . . . . Michel ESTARD, mort en avril 1752.

1717—9 mars . . . Jean-Baptiste DE HÉNAULT.
18 mai . . . Jean NÉEL.

1718—10 septembre. ROQUETTE, mort en 1752.

1724—4 juillet . . . Adrien LARCHEVESQUE.
17 août . . . Jacques LANGE.

1731—27 novembre. Guillaume TIPHAIGNE DE LA ROCHE, mort le 1er janvier 1789, âgé de 86 ans.

1732—31 juillet. . . Nicolas GERVAIS DESLONG-CHAMPS, (mort le 2 février 1779.)

1734—3 août . . . Pierre DUCHAUFFOUR DE BOISDUVAL, (mort le 27 septembre 1771.)

23

1742—30 janvier . . Bertrand PINARD.

        25 septembre. Noël FLEURY, (mort le 5 octobre 1785.)

1747—22 mars . . . Louis BARDET, (mort le 12 juin 1772.

        28 juillet . . . Jean NIHELL, Médecin honoraire de la reine d'Angleterre, (mort à Paris.)

1753—5 septembre. Jean DE BOISDUVAL, jeune, frère du précédent du même nom.

1767—3 avril . . . Jean-Antoine ROUELLE, jeune, médecin et chimiste distingué.

        4 avril . . . Louis MICHEL.

1769—7 mars . . . LEPECQ DE LA CLÔTURE.

1770—25 septembre. Louis DAURIGNAC.

1778—28 avril . . . Antoine-François HARDY.

        2 mai . . . . . P^re-Laurent-G^me GOSSEAUME, mort le 25 avril 1827, à l'âge de 89 ans.

1787—24 mars . . . Jean-Philippe LHONORÉ DE HAUTMESNIL.

TABLE

DES MATIÈRES.

PRÉFACE.

Notice sur le Collége des médecins de Rouen.

Actes du Collége des médecins, de 1669 à 1792, p. 58.

Sommaire : Mort de Housset, 59. — Nourry, doyen, *id.*
— Pourvoi de David des Essarts contre cette nomination, *id.* — Procès, 60. — Registre des Doyens devenant
le registre des actes du Collége, *id.* — Robert Barrassin et
Nicolas Gilbert, premiers secrétaires, *id.* — Liste des médecins en 1670, 60. — Heures des réunions, 62. — Election des Syndics, *id.* — *Codex* des médicaments, *id.* —
Porrée chargé de le préparer, 63. — Hénault et Lepigny,
syndics, *id.* — Procès contre Lagrange, *id.* — Inhumation de Housset, *id.* — Fonds de caisse de la corporation, 64. — Trésor confié au doyen, *id.* — Messe
annuelle fondée par Lepigny, *id.* — Lieu des séances, 65.
— Actes rédigés en latin, *id.* — Nécessité d'obtenir le
diplôme royal, *id.* — Singulière déclaration du Collége
à l'occasion du procès contre les chirurgiens, *id.* — Vi-

sites à l'Archevêque et au 1er Président, 66. — Réception de Gallemant, 67. — Refus d'intervention du Collége dans le procès contre les chirurgiens, *id*. — Procès contre Duchemin, 68. — Termes textuels de la rétractation de ce dernier en place publique, 69. — Lettres-patentes constitutives du Collége, 70. — Lettres-patentes de Louis XIII, pour la confirmation des statuts et réglements, 73. — Lettres-patentes de Louis XIV, 76. — Tentatives de rapprochement entre les chirurgiens et les médecins, 80. — Avec les apothicaires, *id*. — Opinion scientifique de Mendez, remarquable pour l'époque, 81. — Création d'un impôt pour droit de thèse, *id*. — Solennité des réceptions, 82. — Transaction intervenue entre les chirurgiens, les apothicaires et le Collége, 83. — Honoraires des médecins pour les examens, 84. — Banquet de Saint-Luc, id. — Procès contre les chirurgiens, 85. — Remontrances des Colléges de Lyon et d'Orléans, à l'occasion de ce procès, *id*. — Élections, 86. — Le Collége censure une opinion médicale *non orthodoxe*, *id*. — Poursuites contre un charlatan, 88. — Énergie du Collége pour la défense de ses droits, 92. — Mort de Nourry, 94. — Préparation de la thériaque, 95. — Exclusion d'un membre du Collége, 98. — Sceau du Collége, 99. — Procès intenté au Collége par l'un de ses membres, 99 — Défense du Parlement de recevoir, comme agrégé, les membres du culte réformé, 102. — Procès contre les chirurgiens, 103. — Catalogue des médicaments composés que doivent posséder les officines, 103. — Élections, *id.* — Disette publique, 104. — Protestation du Collége contre un libelle anonyme, 105. — Costume des agrégés, 106. — Procès d'un membre contre le Collége, 107. — Procès contre les chirurgiens, 109. — Droits du doyen, *id.* — Procès d'un membre contre le Collége, 111. — Élections au scrutin secret, 112. — Procès d'un membre contre le Collége, *id.* — Nouveau procès de même nature, 115. — Modification des statuts, 121. — Agrégation de Balthazar Néel, *id.* — Affaire Delahogue, 124. — Procès contre les chirurgiens, 134. — Agrégation de Lhonoré fils, 138. — Question d'hygiène sur les qualités du cidre, *id.* — Remèdes secrets, 143. — Exercice illégal de la médecine sous la surveillance du Collége, 145. — Procès contre les chirurgiens, 147. — Médiation du 1er Président de Pontcarré, pour arriver à un arrangement entre les deux ordres, 150. — Procès contre Desfonteines, 153. — Procès Estard, 164. — Transactions entre les chirurgiens et le Collége, 170 — Procès contre un charlatan, 181. — Lacération d'un passage du registre, 185. — Mesures prises par le Parlement à ce sujet, 187. — Conditions spéciales et arbitraires d'une réception, *id.* — Procès contre le Collége des chirurgiens, 188. — Délibération sur l'introduction des marchandises à Rouen, à l'occasion de la peste de Marseille en 1720, 189. —

Procès contre les chirurgiens, 197. — Plaintes du Collége contre le chirurgien Gautier, 215. — Lutte du
Collége contre le procureur du roi, 224. — Remontrance
du Collége à l'ordre des apothicaires, 227. — Procès
contre le chirurgien Lecat, 231. — Avis du Collége sur
l'épidémie de Pavilly, 233. — Rétablissement des cours
d'anatomie et de chirurgie par le Collége, 252. — Réponse du Collége au Chancelier, à l'occasion du procès
contre Lecat, 255. — Procès d'un agrégé contre le
Collége, 267. — Premier exemple de la communication
d'avis médicaux dans un journal, 270. — Etablissement
du Collége de Nancy *id.* — Demande de renseignements
au Collége de Rouen, 271. — Envoi d'un député du
Collége pour observer l'épidémie de Pressaigny, 280.
— Epidémie à Rouen, 284. — Le Collége soumis à la
capitation, 285. — Son opinion sur les qualités nui-
sibles du tabac et sur les fraudes dont il est l'objet, 291.
— Statistique des aliénés, 296. — Description de la
Grippe, 298. — Remontrance adressée à l'Hôtel-de-Ville
à l'occasion du logement des gens de guerre, 300. —
Le Parlement consulte le Collége sur une question
d'hygiène, 306. — Premier exemple de correspondance
établie entre le Collége et une Société savante hors de
Rouen, 308. — Prétentions et procès à l'occasion de la
nomination du Bureau des Valides, 313. — Epidémie
de Grippe, 323. — Procès contre les chirurgiens, 327.
— Conseil donné par le Parlement au Collége de ré-

clamer une augmentation d'honoraires pour leur rapports en justice, 332. — Expression des vœux du Collége lors de la convocation des États généraux, 338. — Détails sur l'hiver de 1789, 346. — Renseignements demandés par le Conseil général de santé, 348. — Fin des actes du Collége, 350.

Tableau des médecins du Collége, par ordre chronologique, 351.

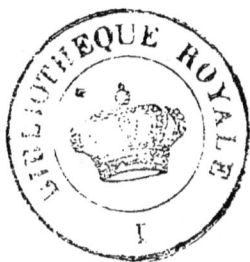

www.ingramcontent.com/pod-product-compliance
Lightning Source LLC
Chambersburg PA
CBHW071629270326
41928CB00010B/1835